Antonio Patti / Guy Perrier d'Arc
Kieferorthopädische Frühbehandlung

Antonio Patti
Guy Perrier d'Arc

Kieferorthopädische Frühbehandlung

Deutsche Übersetzung von
Dr. Bettina Glasl

Quintessenz Verlags-GmbH
Berlin, Chicago, Tokio, Barcelona, Istanbul, London, Mailand, Moskau,
Neu-Delhi, Paris, Peking, Prag, São Paulo, Seoul, Warschau

Widmung

Michel und Maria Patti, meinen Eltern, unseren Familien, unseren Freunden C. und Y. Duchateaux, M. Cardonnet, R. Chatagnon und P. Vion für Robert M. Ricketts, dem Vater der „Bioprogressiven Therapie", und Carl Gugino

Danksagung

Die Verfasser richten ihren aufrichtigen Dank an P. Collard, E. Duchateaux, T. und M. Gozzi ByArt und G. Negriolli für ihre Mitarbeit bei der grafischen Gestaltung, M. Luciani, Zahntechniker, Orthoplanet Laboratory, Verona (Italien), M. Balland für die Unterstützung bei der Aufarbeitung des Manuskripts

Bibliografische Information der Deutschen Bibliothek
Die Deutsche Bibliothek verzeichnet diese Publikation in der Deutschen Nationalbibliografie; detaillierte bibliografische Daten sind im Internet über <http://dnb.ddb.de> abrufbar.

Copyright © 2007 by Quintessenz Verlags-GmbH, Berlin

Dieses Werk ist urheberrechtlich geschützt. Jede Verwertung außerhalb der engen Grenzen des Urheberrechtsgesetzes ist ohne Zustimmung des Verlages unzulässig und strafbar. Das gilt insbesondere für Vervielfältigungen, Übersetzungen, Mikroverfilmungen und die Einspeicherung und Verarbeitung in elektronischen Geräten.

Herstellung: Andreas Rauschenbach, Berlin

Druck und Bindung: Bosch Druck GmbH, Landshut-Ergolding

ISBN-13: 978-3-938947-35-7

Printed in Germany

Inhaltsverzeichnis

Einführung
Weshalb und zu welchem Zeitpunkt soll eine Frühbehandlung durchgeführt werden?   1

1 Entwicklung und Wachstum
Grundlagen des Wachstums   5

2 Ausbildung okklusaler Beziehungen
Entwicklung okklusaler Beziehungen im Milch- und Wechselgebiss   13

3 Störungen der dentofazialen Entwicklung
Mechanische Interferenzen   23
Funktionelle Interferenzen   26

4 Diagnostik
Klinische Untersuchung   35
Weitere Untersuchungen   41
Modell-Analyse   42
Foto-Analyse   45
Röntgenologische Analyse   46

5 Therapie
Konzepte zur Wachstumsfreigabe   57
Generelle Anomalien   57
Zahnzahl und Zahnstellung   59
Engstand   60
Lückenbildung   70
Alveoläre Protrusion und Lückenbildung   71
Offener Biss   72
Tiefer Biss   76
Frontaler Kreuzbiss   79
Transversale Anomalien   81
Funktionell bedingte Lateralabweichungen   88
Artikulär bedingte Lateralabweichungen   91
Laterognathie   93
Anomalien der Klasse II   94
Progener Formenkreis (Anomalien der Klasse III)   102

6 Geräte und Techniken

Geräte zur transversalen Erweiterung	113
Lückenhalter	121
Lipbumper	121
Distalisierung von Molaren mit herausnehmbaren Platten	123
Funktionskieferorthopädische Geräte	123
Orthopädische Kräfte (Anteriore Traktion)	126
Rein festsitzende Apparaturen	126
Literatur	129

Einführung

Weshalb und zu welchem Zeitpunkt soll eine Frühbehandlung durchgeführt werden?

Die moderne Kieferorthopädie kann beachtliche Fortschritte in ihrem Verständnis der Physiologie, der Wachstumsprozesse, der Weichgewebereaktionen sowie in ausgereiften diagnostischen Verfahren, geeigneten Materialien und verfügbarer Literatur nachweisen. Dennoch, trotz all dieser Verbesserungen werden viele Praktiker mit der anhaltenden Frage zum idealen Zeitpunkt des Behandlungsbeginns – **vor oder nach Durchbruch aller bleibenden Zähne** – konfrontiert.

Es stehen sich zwei oppositionelle Lehrmeinungen gegenüber:

- Anhänger eines späten Behandlungsbeginns führen keine therapeutischen Maßnahmen vor Durchbruch aller bleibenden Zähne durch. Es wird geltend gemacht, dass Behandlungen nach der hauptsächlichen Wachstumsphase überschaubarer sind und in einem Zeitraum von zwei bis drei Jahren abgeschlossen werden können. Dadurch sind unerwartete Änderungen des Wachstumsmusters und entsprechende Anpassungen im Therapieplan selten. Die Philosophie basiert zum Teil auf der Extraktion von bleibenden Zähnen und macht den Einsatz komplexer und intensiver Techniken nötig; mit den damit verbundenen höheren Risiken für Zähne und Parodontien.
- Die Schule der „Bioprogressiven Therapie" (Ricketts, Gugino, Bench, Duchateaux, Philippe, Langlade) und weitere, wie Fränkel, Graber und McNamara, vertreten die Ansicht, dass ein Abwarten bis zum Durchbruch der zweiten Molaren Nachteile in sich birgt. So verliert sich die Möglichkeit, therapeutische Vorteile aus dem noch zu erwartenden Wachstum zu ziehen, skelettale und funktionelle Abweichungen (z. B. Parafunktionen des Atem- oder Schluckmusters) zu beeinflussen und dentoalveoläre Entwicklungsabläufe zu koordinieren.

Ein früher Behandlungsbeginn erscheint sinnvoll, da so eine vollständige oder teilweise Korrektur beginnender Diskrepanzen möglich ist, zumindest aber eine Verschlimmerung der Befunde verhindert werden kann. Frühe therapeutische Schritte bedeuten einfache Techniken und kürzere Behandlungsintervalle, die die Bereitschaft und Mitarbeit junger Patienten nicht unnötig überfordern. Zielsetzung ist die Ausschaltung oder Minimierung dentoalveolärer und skelettaler Unregelmäßigkeiten, die mit dem Wachstum, der Funktion, der fazialen Ästhetik und der Prägung der Persönlichkeit kollidieren.

> „Je früher die Behandlung beginnt, desto mehr wird sich das Gesicht unseren Standards annähern; je später die Behandlung beginnt, desto mehr werden sich unsere Standards dem Gesicht anpassen müssen."
> *C. Gugino*

Die Kieferorthopädie sollte in Harmonie mit den modernen medizinischen Gesetzen stehen: „Prävention ist besser als Heilung. Nicht das Symptom, **sondern die Ursache** muss therapiert werden."

Die therapeutischen Mittel sind nicht komplex; die Festlegung des Therapiekonzeptes und die Entscheidung über den richtigen Zeitpunkt aber wesentlich komplizierter. Die Wahl der Therapie ist nichts anderes als der letzte Schritt einer vollständigen diagnostischen Kaskade.

Zur Definition des optimalen Behandlungszeitpunktes müssen profunde Kenntnisse und ein umfangreiches Verständnis der Pathogenese der verschiedenen Anomalien vorliegen: über das regelrechte und abweichende kraniofaziale Wachstum, Wachstumsraten und -rhythmen, orofaziale Funktionsmuster, Morphogenese der Zahnbögen und die kindliche Psychologie.

Mit diesem Wissen ist einzuschätzen, welche Malokklusionen von einem frühen Behandlungsbeginn profitieren. Nicht jede Behandlungsaufgabe muss systematisch in der Wechselgebissphase begonnen und gelöst werden. Nur der Arzt kann einen uneffektiven therapeutischen Kreislauf vermeiden, der lediglich zu langen Behandlungsphasen, Ermüdung von Patient und Eltern und Frustration auf beiden Seiten führt.

Der ideale Zeitpunkt für die erste Konsultation des Kieferorthopäden liegt in einem Kindesalter von 5 bis 6 Jahren.

Ziel ist die Früherkennung

- von progredienten Anomalien
- von transversalen, vertikalen oder sagittalen Abweichungen, die in die Entwicklung eingreifen und das weitere Wachstum hemmen
- von funktionellen Fehlabläufen (Atmung durch den Mund, unphysiologisches Schlucken, Störungen der Körperhaltung und auf Dauer schädigende Angewohnheiten, wie Daumenlutschen oder Lippensaugen)

Es zeigen sich drei Behandlungswege, die den klinischen Bedürfnissen eines jeden Patienten gerecht werden:

1. Veränderung der funktionellen Parameter (myofunktionelle Therapieformen, okklusaler Ausgleich durch Einschleifen)
2. orthopädischer Ansatz
3. rein orthodontischer Ansatz mit herausnehmbaren oder festsitzenden Apparaturen

Der Behandlung folgen eine Retentionsphase und Reevaluation nach Durchbruch aller bleibenden Zähne:

Hat die Frühbehandlung alle Probleme beseitigt oder ist eine anschließende therapeutische Phase zur Ausformung der Zahnbögen nötig?

Das Prinzip der Frühbehandlung ist, eine weiterführende Therapie zu vermeiden oder durch die erfolgte Vorbehandlung einfacher zu gestalten.

Dieses Buch bespricht die verschiedenen Anomalien anhand ihrer Angle-Klassifikation und im Hinblick auf das Stadium der Gebissentwicklung (Milch- und Wechselgebiss). Malokklusionen des bleibenden Gebisses werden in diesem Rahmen nicht abgehandelt.

Der Text wurde so kurz gefasst wie möglich, um ausreichend Platz für eine fotografische Dokumentation der beschriebenen klinischen Situationen zu schaffen.

Entwicklung und Wachstum

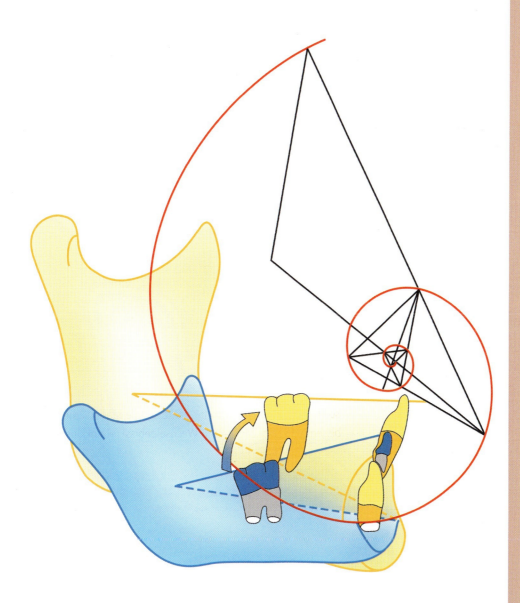

Grundlagen des Wachstums

Die knöchernen Strukturen, deren Anatomie gut untersucht und relativ leicht zu erfassen ist, sollten prinzipiell als Grundlage angesehen werden. Es besteht kein Zweifel, dass sich die Entwicklung des Weichgewebes bedeutend auf den Knochen ausübt; die effektive Beurteilung dieser Einflüsse ist allerdings schwierig. Der Stand der Forschung basiert auf Tierversuchen (Histologie, Erhebung von hormonellen, hereditären und nutritiven Faktoren, Erfahrungen aus der Chirurgie) und verschiedenen humanen Studienreihen (Embryologie, Genetik und insbesondere kephalometrische Studien).

Wachstumsmuster

Der Knochenentwicklung liegen zwei Arten der Ossifikation zugrunde, die bis zur vollständigen Ausbildung der knöchernen Strukturen nebeneinander ablaufen.

Einige Knochen des Hirn- und Gesichtsschädels sind knorpeligen, also enchondralen Ursprungs. Andere entwickeln sich direkt aus dem Bindegewebe (intramembranöse oder desmale Ossifikation) und formieren sich über mehrere Zwischenstufen der Kalzifikation. Die Unterscheidung der Wachstumsvorgänge ist von Bedeutung, da das enchondrale Wachstum in großen Teilen genetisch gesteuert wird; im Gegensatz dazu reagiert das desmale Wachstum auf Einflüsse der Umgebung, wobei die präfunktionelle Form auch hier von genetischen Determinanten bestimmt ist.

Die Schädelbasis, die sich primär aus der Aktivität der beteiligten Suturen strukturiert, ist ein Beispiel für das enchondrale Wachstum.

Die Knochen der Schädelkalotte bilden sich durch desmale Ossifikation. Die einzelnen Knochen sind ebenfalls durch Suturen getrennt, die allerdings nur sekundär durch Auffüllung der wachstumsbedingten Hohlräume, die durch die Reifung des Gehirns entstehen, zur Entwicklung beitragen.

Einflussfaktoren

Das Wachstum wird von systemischen und lokalen Faktoren bestimmt.

Die systemischen Faktoren beinhalten genetische, hormonelle, neurale, nutritive, konstitutionelle und sozioökonomische Aspekte.

Lokale Faktoren umfassen die knorpeligen, knöchernen, muskulären und aponeurotischen Komponenten und alle funktionellen Einwirkungen.

Die Schädelbasis

Hier hängt die Entwicklung vom effektiven Wachstum der Schädelbasis ab, die als Unterstützungszentrum der gesamten fazialen Strukturen fungiert.

Die Schädelbasis setzt sich aus den horizontalen Anteilen des Os frontale, der Crista galli der Lamina cribrosa des Os ethmoidale, dem Os sphenoidale, der Pars petrosa des Os temporale, dem Corpus und den lateralen Anteilen des Os occipitale zusammen.

Diese knöchernen Segmente sind durch Synchondrosen getrennt, die aktive Wachstumszentren darstellen. Ihre Ausrichtung kann transversal oder longitudinal sein, so dass Wachstum sowohl in der Breite als auch in der Länge stattfinden kann. Aufgrund der schräg verlaufenden Sutura sphenooccipitalis ist auch ein Höhenwachstum möglich. Zusätzlich zur Interaktion der Synchondrosen erfolgt ein oberflächlicher Umbau (Remodeling) durch Apposition und Resorption.

Die Angulation der Schädelbasis hat Einfluss auf die Position des Ober- und Unterkiefers. Die Vorgänge zur Entwicklung der intermaxillären Lagebeziehungen werden nach Björk (1963) als „anteriore Rotation" oder „posteriore Rotation" bezeichnet.

Therapeutische Interventionen haben keine Wirkung auf die Schädelbasis, da ihre Entwicklung genetisch reguliert wird.

Das Mittelgesicht

Die Gesichtsknochen entwickeln sich vor allem in zwei Weisen: durch suturales Wachstum und durch Remodeling.

Das System der Suturen, das die verschiedenen knöchernen Bestandteile zueinander und mit der Schädelbasis in Verbindung setzt, ist durchaus umfangreich. Die Suturen verbinden als Syndesmosen die anliegenden Knochen, die hier membranösen Ursprungs sind. Sie haben kein innewohnendes Wachstumspotenzial, aber wie in der Schädelkalotte agieren sie als Knotenpunkte mit automatischer Expansion durch „adaptive konnektive Gewebeproliferation und randständige Kalzifikation" (Delaire 1971, 1978). Sie sind die „funktionellen Einheiten", denen Moss (1982) die primäre Verantwortung für die Verlagerung (Displacement) und Entwicklung der knöchernen Segmente zugeschrieben hat. Die hohe Anzahl der Syndesmosen, die Unterschiede in ihrer architektonischen Orientierung, in ihrer zeitlichen und produktiven Aktivität und der schnelle Abfall der Intensität während des Wachstumsprozesses machen die Abläufe komplex.

Das Remodeling, das mit Abklingen der suturalen Produktivität an Bedeutung gewinnt, drückt sich als oberflächliche Apposition in den einen Regionen und als Resorption in den anderen Regionen aus. Der Umbau führt zu einem morphologischen Wandel, der auch die Entwicklung der Nebenhöhlen einbezieht.

Der Unterkiefer

Die Mandibula ist ursprünglich eine bindegewebige Manschette, die sich in der Umgebung des Meckel-Knorpels ausbildet. Der Meckel-Knorpel verschwindet nach seiner Funktion als Leitschiene wieder. Zum Teil vollzieht sich das Wachstum der Mandibula als Antwort auf die Aktivität der Kondylarknorpel und zu weiteren Anteilen durch Remodeling.

Alveolarfortsätze

Die Alveolen sind „reaktive" Gewebestrukturen, die sich bei Zahndurchbruch ausbilden und bei Zahnverlust wieder abbauen.

Die Zahnbögen entwickeln sich durch starke Apposition im Zusammenhang mit der Entwicklung der Dentition. Sie divergieren posterior und vermehren ihr Volumen im nötigen Bedarf für die durchbrechenden Molaren.

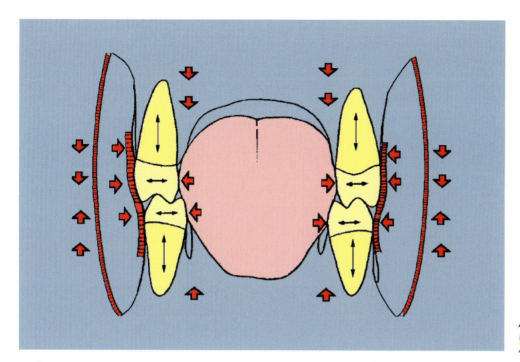

*Abb. 1-1 „Dentaler Korridor"
(nach Chateau, 1993) oder
„Neutrale Zone" (nach Gugino, 2000)*

Das Wachstum der Alveolarfortsätze trägt in bedeutendem Rahmen zur Gesichtshöhe bei.

Einmal ausgebildet, bleiben die transversalen Ausmaße der Zahnbögen weitgehend konstant. Die intercanine Distanz verändert sich nach dem 8. bis 10. Lebensjahr nicht weiter.

Die dentoalveolären Bereiche antworten auf Einflüsse der Muskulatur und auf zentrifugale und zentripedale funktionelle Komponenten, die über die Zunge, die Lippen und die Wangen ausgeübt werden.

Weiter fließen die extrusive Wirkung der durchbrechenden Zähne und die intrusive Kraft der Kaumuskulatur ein, die zur Ausbildung des von Chateau (1993) benannten „Dentalen Korridors" beitragen (nach Gugino [2000] als „Neutrale Zone" bezeichnet) (Abb. 1-1).

Fazialer Typ

Für das Verständnis der Malokklusionen bedarf es des nötigen Wissens über die verschiedenen Gesichtstypen.

Nur so können verlässliche Einschätzungen über den Verlauf der Gesichtsentwicklung getroffen, Behandlungspläne erstellt und Prognosen über das erreichbare Ergebnis gegeben werden.

Scheinbar vergleichbare Malokklusionen müssen dem Gesichtstyp entsprechend in unterschiedlicher Weise behandelt werden.

Björk (1963) hat die fazialen Typen genau beschrieben. Basierend auf seinen Aussagen bewegt sich der Oberkiefer in Relation zur Schädelbasis nach ventrokaudal und nimmt dabei einen Winkel von 51° zur Sella-Nasion-Linie ein (Abb. 1-2). Tatsächlich kann dieser Winkel zwischen 0° bis 82° schwanken; was bedeutet, dass die Verlagerung im Hinblick auf die Schädelbasis komplett in horizontaler Richtung oder praktisch vertikal erfolgen kann. Der Durchschnittswert ist mit Bedacht zu sehen, da individuelle Abweichungen häufig sind.

1 Entwicklung und Wachstum

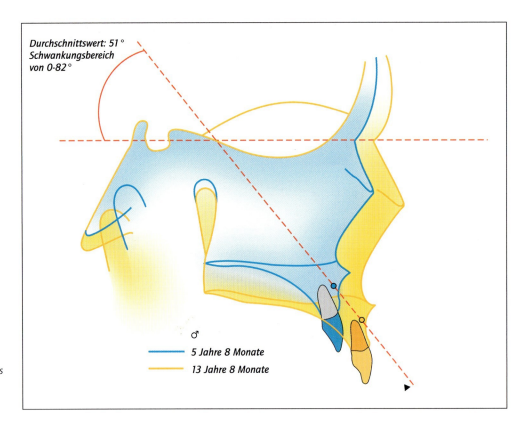

Abb. 1-2 *Während des Wachstums bewegt sich die Maxilla in Bezug zur Schädelbasis nach unten und vorne (nach Björk, 1963).*

Für den Unterkiefer beschreibt Björk's Einteilung zwei gegensätzliche Abläufe: „anteriore Rotation" oder „posteriore Rotation" (Abb. 1-3). Diese zwei Rotationstypen entstehen durch unterschiedliche vertikale Wachstumsprozesse der Maxilla und der posterioren Anteile der oberen und unteren Alveolarfortsätze.

Das kondyläre Wachstum alleine treibt das Kinn nach vorne. So wird der Kinnbereich bei vertikal ausgerichtetem alveolärem Wachstumsmuster zu einer Verlagerung nach vorne und unten tendieren.

> Agieren die zwei Wachstumszentren disharmonisch, rotiert die Mandibula. In der Region der Alveolarfortsätze ist das Wachstum gewöhnlich am aktivsten. Wenn das kondyläre Wachstum das der posterioren Alveolarfortsätze überholt, rotiert die Mandibula gegen den Uhrzeigersinn (counterclockwise). Dadurch verlagert sich das Kinn unter Reduzierung der unteren Gesichtshöhe nach vorne; der Überbiss kann sich vergrößern. Ist das Wachstum der Alveolarfortsätze stärker als das der Kondylen, wird die Mandibula im Uhrzeigersinn (clockwise) rotieren. Das Kinn wird sich unter Zunahme der unteren Gesichtshöhe nach dorsokaudal verlagern.

Das „Niveau der Molarenregion" wirkt sich nicht nur auf das Kinn in seiner vertikalen Relation, sondern durch den geometrischen Einfluss auf die Sagittale auch zu einem großen Ausmaß auf die mandibuläre Rotation aus. Sagittale Anomalien führen durch diese Wechselwirkungen häufig zu vertikalen Effekten. Deshalb sollte die Vertikale während der Behandlung ständig unter Kontrolle stehen.

Der Gesichtstyp wird durch die kephalometrische Auswertung bestimmt (siehe Kapitel 4). Ricketts hat einen dolichofazialen Typ, der einer posterioren mandibulären Rotation entspricht, einen brachyfazialen Typ, der einer anterioren mandibulären Rotation entspricht, und einen mesofazialen Typ, der das „Durchschnittsgesicht" darstellt, definiert.

Wachstumsraten und -rhythmen

Es liegt in der Natur der Frühbehandlung, dass sich die Patienten im Wachstum befinden.

Junge Patienten zeigen während ihrer Behandlung Perioden schnellen Wachstums, in denen oft größere Beiträge zur fazialen Erscheinung beigesteuert werden als durch die Therapie selbst.

Die Behandlung sollte deshalb nicht nur den Gesichtstyp berücksichtigen, sondern auch die Richtung, das Verhältnis und das Ausmaß des fazialen Wachstums. Dabei können Tendenzen aus dem Körperwachstum abgeleitet werden, da das Gesicht, der Oberkiefer und insbesondere der Unterkiefer Bezüge zum Körperwachstum aufweisen.

Die Maxilla stellt ihr Wachstum vor dem Ende des Körperwachstums ein, die Mandibula entwickelt sich auch nach der Reife des Skeletts noch weiter (Björk, 1963).

Auch nach Abschluss des skelettalen Wachstums ist ein verbleibendes Restwachstum des Unterkiefers nicht zu bestreiten.

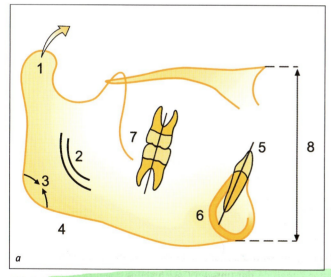 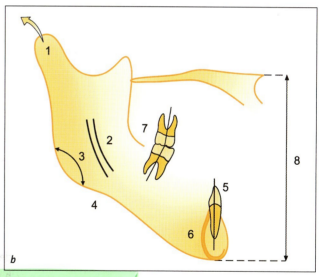

Abb. 1-3 Die zwei Wachstumsvarianten der Mandibula und ihre charakteristischen Merkmale (nach Björk, 1963)

Abb. 1-3a Anteriore Rotation:
(1) Kondylus nach kranioventral orientiert
(2) Mandibularkanal mit ausgeprägter Krümmung
(3) verkleinerter Gonionwinkel
(4) Unterrand des horizontalen Astes ohne Einziehung (Antigonion Notch)
(5) Symphysenwinkel nach anterior orientiert (untere Frontzahnachse liegt nicht über der Symphysenachse)
(6) dicke Kortikalis im Symphysenbereich
(7) offener posteriorer Intermolarenwinkel
(8) verringerte anteriore Untergesichtshöhe

Abb. 1-3b Posteriore Rotation:
(1) Kondylus nach kraniodorsal orientiert
(2) Mandibularkanal mit dezenter Krümmung
(3) vergrößerter Gonionwinkel
(4) Unterrand der horizontalen Astes mit Einziehung (Antigonion Notch)
(5) Symphysenwinkel nach posterior inkliniert (untere Frontzahnachse liegt auf der Symphysenachse)
(6) dünne Kortikalis im Symphysenbereich
(7) kleiner Intermolarenwinkel
(8) vergrößerte anteriore Untergesichtshöhe

1 Entwicklung und Wachstum

Abb. 1-4 Wachstumskurve (nach Björk, 1963). Das skelettale Wachstum kann in fünf Stadien unterteilt werden.

Vom Zeitpunkt der Geburt bis zu einem Alter von 30 Monaten (frühe Kleinkindphase) vollzieht sich ein schnelles Wachstum, das Björk allerdings nicht in seine Wachstumskurve einbezogen hat. Danach verringert sich die Wachstumsrate rapide und zeigt einen Tiefstand um das Alter von 6 Jahren (Kindheit oder mittlere kindliche Phase). Das ist der Zeitpunkt für präventive Maßnahmen. Die Phase der späten Kindheit ist das Stadium, in dem interzeptive Maßnahmen durchgeführt werden. Das Wachstum bleibt relativ gering, bis das Ende der präpubertalen Phase erreicht ist (bei Mädchen mit 10 bis 11 Jahren, bei Jungen mit 12 bis 13 Jahren).
Darauf folgt der pubertäre Wachstumsspurt. Der maximale Wachstumsschub stellt den optimalen Zeitpunkt für den Start einer funktionskieferorthopädischen Behandlung dar.
Danach verringert sich das Wachstum zunehmend bis zu einem Ende mit 16 bis 17 Jahren bei Mädchen und 18 bis 20 Jahren bei Jungen, womit die Phase der Jugend vorüber ist. Aus kieferorthopädischer Sicht besteht in dem dann folgenden adulten Stadium kein nutzbares Wachstum mehr; nötige therapeutische Maßnahmen müssen kompensatorisch oder chirurgisch erfolgen.

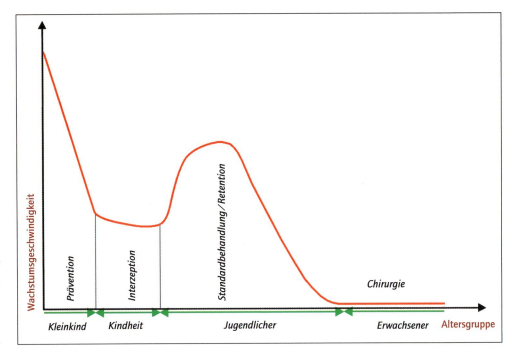

Für jeden Patienten sollte eine Einstufung der körperlichen Entwicklung unter Heranziehung der Entwicklungskurve nach Björk erfolgen.

Das Reifestadium, in dem sich der Patient gerade befindet, wird durch drei abzufragende Kriterien bestimmt:

1. bereits abgelaufenes skelettales Wachstum
2. Stand der knöchernen Reifung
3. Grad der sexuellen Entwicklung

Für den optimalen Zeitpunkt einer funktionskieferorthopädischen Behandlung sollten Wachstumsrate und -rhythmus bekannt sein, wobei eine Einschätzung durch den großen interindividuellen Schwankungsbereich erschwert sein kann.

Anhand der Wachstumskurve werden der individuelle Entwicklungsstand und der Zeitpunkt des maximalen Wachstumsschubs bestimmt (Abb. 1-4). Eine Möglichkeit ist der Vergleich einer angefertigten Handwurzel-Röntgenaufnahme mit standardisierten Tabellen, die den Status der Knochenreifung oder das Knochenalter angeben. Es ist allerdings nur eine orientierende Genauigkeit gegeben.

Der optimale Behandlungszeitpunkt

Die reflektierte Planung der gesamten orthodontischen und kieferorthopädischen Therapie im Einklang mit dem chronologischen Alter, dem knöchernen Reifestadium und dem Zahnstatus vermeidet eine langwierige und ineffektive Behandlung, die Patient und Eltern ermüdet, unzufrieden und unkooperativ werden lässt.

Ausbildung okklusaler Beziehungen

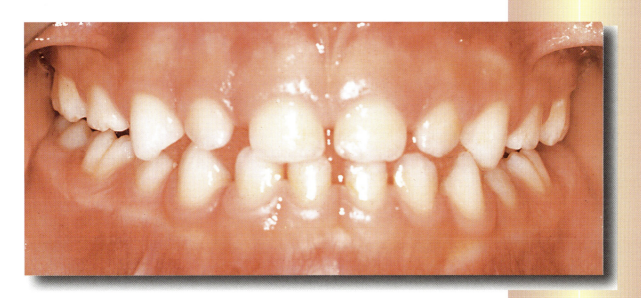

Entwicklung okklusaler Beziehungen im Milch- und Wechselgebiss

Die Morphogenese der Zahnbögen verläuft in Intervallen mit aktiven und stabilen Phasen über einen Zeitraum von 20 Jahren.

Durchbruchszeiten der Milchzähne

Die Durchbruchszeiten zeigen eine große individuelle Variabilität, so dass sie als statistische Mittelwerte interpretiert werden müssen.

- 6. Monat   erster unterer Schneidezahn
- 6.-12. Monat   alle weiteren Schneidezähne
- 12.-18. Monat   erste Milchmolaren
- 18.-24. Monat   Milcheckzähne
- 24.-36. Monat   zweite Milchmolaren

Nach Durchbruch der 20 Milchzähne folgt ein Abschnitt von vier Jahren, in dem das Milchgebiss relativ stabil ist.

Funktionen des Milchgebisses

Die Hauptaufgaben des Milchgebisses sind:

- **Kaufunktion**
  Dabei sind die Okklusionsbeziehungen untergeordnet, da die Milchzähne relativ plane Kauflächen aufweisen. Die Zahnform entspricht in ihrer Differenzierung nicht der von bleibenden Zähnen, die eine effizientere Nahrungsverarbeitung ermöglichen.
- **Abstützung der unteren Gesichtshöhe**
  Aufgrund der Wachstumsprozesse in Ober- und Unterkiefer (Displacement) bewegen sich die korrespondierenden Flächen der beiden Kiefer auf divergierenden Linien auseinander. Kompensatorisch wachsen die knöchernen Strukturen, insbesondere die Alveolarfortsätze, in vertikaler Richtung. Zugleich durchläuft der Heranwachsende die einzelnen Phasen der Bisshebung, vom zahnlosen Neugeborenen über die folgenden Stadien des Milch- und Wechselgebisses bis zum permanenten Gebiss.
- **Vorstufe des bleibenden Gebisses**
  Das Milchgebiss fungiert als Platzhalter für die nachfolgenden Zähne und als Leitschiene für die Einordnung der bleibenden Zähne in die Zahnreihen.

Postlaktalebene

Die Sechsjahresmolaren reihen sich hinter den distalen Begrenzungen der oberen und unteren zweiten Milchmolaren in den Zahnbogen ein. Der terminale Abschluss der Milchzahnreihe wird als Postlaktalebene bezeichnet (Abb. 2-1).

Die Postlaktalebene bestimmt die Verzahnung der ersten bleibenden Molaren (siehe auch „Phase des Wechselgebisses"). Zusätzlich wirken sich das Wachstumspotenzial von Ober- und Unterkiefer, funktionelle Prädispositionen, der verfügbare Leeway-Space, die Größe und Form der Zähne und zahnmedizinische Aspekte, wie kariöse Veränderungen und vorzeitiger Milchzahnverlust, auf die Okklusion aus.

Skelettale und neuromuskuläre Merkmale des Milchgebisses

Bei Neugeborenen ist die Fossa glenoidalis des Kiefergelenks flach. Durch die fehlenden Zähne arbeitet der Unterkiefer nur in horizontaler Richtung, was für das Saugen an der mütterlichen Brust oder an einer Flasche ausreichend ist.

Bei Durchbruch der ersten Zähne orientiert sich der Diskus für eine definiertere Aktion, die Gelenkpfannen vertiefen sich und die Kondylen organisieren sich zunehmend.

Bei fortschreitendem Zahnbestand vervollständigt sich die Kaumuskulatur für funktionelle Bewegungen.

Verzahnung im Milchgebiss

> Da das Milchgebiss nur vorübergehend ist und seine Funktion während des Wachstums und den damit verbundenen Veränderungen ausübt, erfolgt seine Einteilung in drei grobe Kategorien (Tollaro, 1990):
>
> - die regelrechte erste Dentition
> - die risikobehaftete erste Dentition und
> - die pathologisch veränderte erste Dentition

Merkmale der regelrechten ersten Dentition

Milchzähne, die in wünschenswerter Okklusion stehen, zeigen folgende Kriterien (siehe Abbildung auf Seite 11, Deckblatt von Kapitel 2):

- Lücken zwischen den Schneidezähnen
- Primatenlücken
- dezente sagittale und vertikale Frontzahnstufen
- weitgehend senkrechte Beziehung zwischen den meisten Zähnen und dem basalen Knochen (ausgedrückt durch einen Interinzisalwinkel von 150°)
- Molaren in Klasse I mit gerader Postlaktalebene oder Postlaktalebene mit mesialer Stufe

Entwicklung okklusaler Beziehungen im Milch- und Wechselgebiss **2**

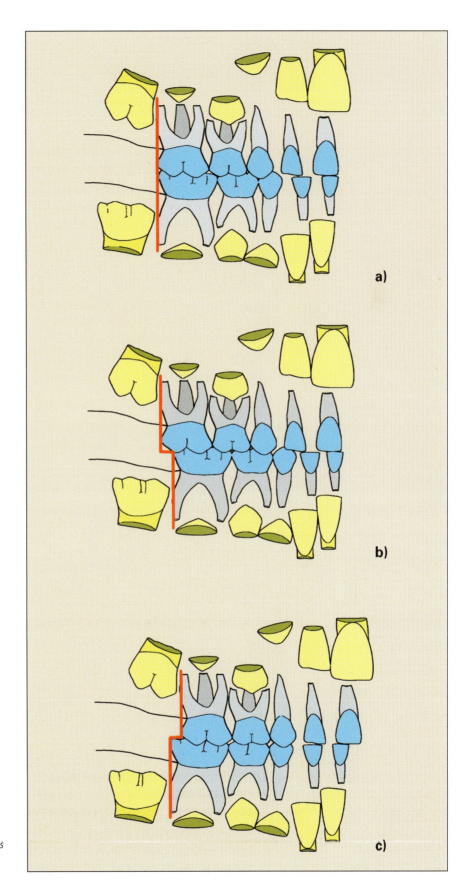

Abb. 2-1 Die drei Varianten der Postlaktalebene
(a) gerade verlaufend (stufenlos)
(b) Postlaktalebene mit nach mesial gerichteter Stufe (die distale Fläche der oberen zweiten Milchmolaren steht hinter dem Abschluss des unteren Zahnbogens)
(c) Postlaktalebene mit distaler Stufe

- Artikulation der oberen Milcheckzähne mit den unteren Milcheckzähnen und ersten Milchmolaren
- flache Okklusionsebene
- halbrunde Form der Zahnbögen und transversale Harmonie
- übereinstimmende Mittellinien

Auch bei harmonischer Milchdentition besteht keine Garantie auf eine Übertragung des Zustands auf das bleibende Gebiss. Im Allgemeinen werden erste Anzeichen auf eine sich etablierende Malokklusion mit dem Durchbruch der ersten bleibenden Zähne deutlich sichtbar; die auslösenden Ursachen und insbesondere die Einflüsse der funktionellen Komponenten werden sich erst in Abschnitten mit vermehrtem Wachstum strukturell manifestieren (siehe Kapitel 3).

Merkmale des risikobehafteten und pathologisch veränderten Milchgebisses

Bei Auftreten der folgenden Faktoren ist das Risiko zur Entwicklung einer Malokklusion gegeben:

- keine Lückenbildung
- Engstände
- Postlaktalebene
  - **mit mesialer Stufe** und großen Lücken distal der unteren Milcheckzähne, Schneidezähne in Kopfbiss-Stellung
    ⇒ dadurch Verdacht auf Ausbildung einer Klasse III
  - **mit distaler Stufe** oder **geradem Abschluss** und großen Lücken bei den oberen Milcheckzähnen
    ⇒ dadurch Verdacht auf Entstehung einer Klasse II
  - **mit mesialer Stufe**, linguale Inklination der oberen oder unteren Milchschneidezähne, evtl. frontal tiefe Konfiguration
    ⇒ dadurch Verdacht auf Entstehung einer Klasse II/2 oder einer Klasse III
- unzureichender Platz für den Durchbruch der permanenten Zähne (infolge einer unbehandelten approximalen Karies oder eines vorzeitigen Milchzahnverlustes)
- funktionelle Störungen durch
  - Dominanz einer Kauseite, die von einer schmerzhaften Vermeidungshaltung herrührt oder durch Frühkontakte (meist an den Milcheckzähnen) und andere okklusale Interferenzen bedingt ist
  - auf Dauer schädigende Gewohnheiten (wie ausgiebiges Daumenlutschen, lange währender Einsatz eines Schnullers, Mundatmung oder atypisches Schluckverhalten)
- Traumata:
  - Platzmangel durch traumatischen Milchzahnverlust
  - traumatisch bedingte Impaktion eines bleibenden Zahnkeims
  - Störung der physiologischen Wurzelresorption bei devitalen Milchzähnen
  - artikuläre Veränderungen und damit verbundene Mittenabweichung (da die Neuorientierung des Kiefergelenks zu einer bilateral ungleichen Verzahnung führt)

> Alle Malokklusionen, die im Wechselgebiss und im bleibenden Gebiss auftreten, können bereits im Milchgebiss absehbar gewesen sein.

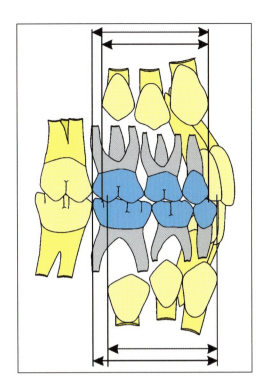

Abb. 2-2 Die Summe der mesiodistalen Breiten in der Milchstützzone ist größer als im bleibenden Gebiss. Die Differenz gibt Platz für die bleibenden Nachfolger und wird als Leeway-Space bezeichnet.

Phase des Wechselgebisses

Alle 20 Milchzähne werden durch bleibende Nachfolger ersetzt. Die bleibenden Schneide- und Eckzähne sind aber immer größer als die entsprechenden Milchzähne; dagegen haben die Prämolaren für gewöhnlich eine geringere Breite als ihre Vorgänger (Abb. 2-2).

Eine Lückenbildung im Milchgebiss ist Voraussetzung für einen physiologisch ablaufenden Zahnwechsel. Die ersten Molaren brechen in einem Alter von ungefähr 6 Jahren durch, indem sie bei ihrem Durchbruch der Postlaktalebene folgen. In der Endphase des Milchgebisses ist die zukünftige Verzahnung des bleibenden Gebisses schwer zu prognostizieren. Es können sich verschiedene Varianten ergeben, die nicht nur von der dentalen Situation, sondern vor allem auch vom Wachstumsmuster abhängen. (Abb. 2-3). Aus präventiver Sicht ist eine Klasse I-Relation vor Verlust der zweiten Milchmolaren günstig, so dass der Platzgewinn aus dem Leeway-Space und der physiologischen Lückenbildung für einen regelrechten Zahnwechsel genutzt werden kann. Die oberen Frontzähne brechen labial der Milchschneidezähne durch, die unteren Schneidezähne lingual ihrer Vorgänger.

In diesem Stadium können die ersten Engstände bei den breiteren permanenten Schneidezähnen auftreten, bedingt durch

- das Verhältnis der Zahn- zur Lückengröße
- die Entwicklung der intercaninen Distanz und
- die Inklination der bleibenden Schneidezähne.

In Übereinstimmung mit einem reduzierten Wachstum legt der Zahnwechsel im Altersabschnitt zwischen 8 und 11 Jahren eine Pause ein.

2 Ausbildung okklusaler Beziehungen

Abb. 2-3 Mögliche Eruptionswege der Sechsjahresmolaren in Bezug zur Postlaktalebene (nach Moyers, 1977).

(I) Eine gerade verlaufende Postlaktalebene führt zur Einstellung der ersten Molaren in singulären Antagonismus. Die Molaren werden dann eine (normale) Klasse I-Relation einnehmen, wenn sie nach dem Wechsel der zweiten Milchmolaren in einen vorhandenen Leeway-Space wandern können oder sich der Unterkiefer gleichzeitig nach vorne entwickelt (A). Bei gerader Postlaktalebene und Vorliegen einer dezenten skelettalen Klasse II ohne Lückenbildung oder nutzbaren Leeway-Space besteht eine hohe Wahrscheinlichkeit, dass sich im Laufe des Zahnwechsels eine dentale Klasse II manifestieren wird. Die Ausprägung hängt von der skelettalen Beteiligung ab (D oder E). Statistisch entwickelt sich bei Vorliegen einer gerade abschließenden Postlaktalebene bei 67% der Kinder eine dentale Klasse I und bei 33% eine Klasse II.

(II) Kinder, deren Postlaktalebene mit einer distalen Stufe endet, zeigen einen frühen Hinweis auf eine Klasse II und eine möglicherweise vorliegende skelettale Abweichung (siehe Kapitel 4); diese Situationen werden sich in allen Fällen in eine Klasse II des bleibenden Gebisses ausbilden (B).

(III) Bei einer mesialen Stufe und progenem Wachstumsmuster wird im bleibenden Gebiss zu 42% eine Klasse III zu finden sein (C). Bei normalem Unterkieferwachstum ohne Lückenbildung im unteren Zahnbogen werden die Kinder zu 49% eine Klasse I entwickeln (F). Nur 9% werden bei dieser Ausgangssituation eine distale Okklusion aufweisen.

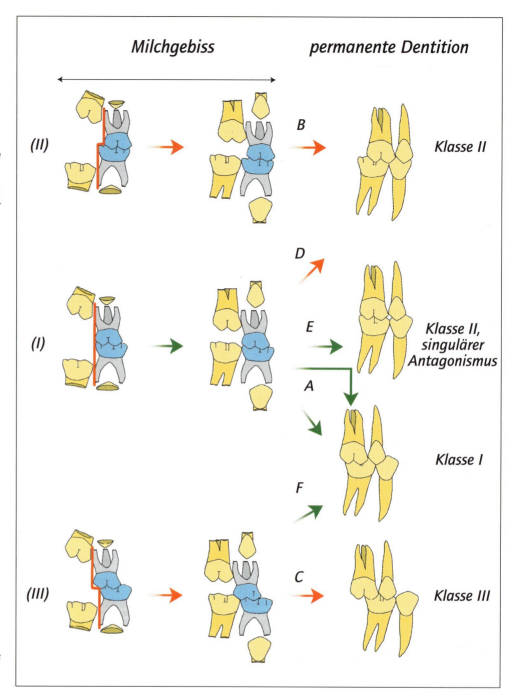

Vor Durchbruch der Eckzähne kann an den oberen Frontzähnen eine besondere Zahnstellung („Ugly Duckling" nach Broadbent, 1975) beobachtet werden, die durch die Lage der Eckzahnkeime und deren Durchbruchsrichtung entsteht. Klinisch imponieren eine Drehung und Kippung der seitlichen bleibenden Schneidezähne bei gleichzeitiger Lückenbildung. In diesem Stadium könnte eine Frühbehandlung angezeigt sein, wenn zusätzliche Parameter, wie die beginnende Etablierung einer Malokklusion, funktionelle Fehlleistungen oder ein vorzeitiger Milchzahnverlust, vorhanden sind.

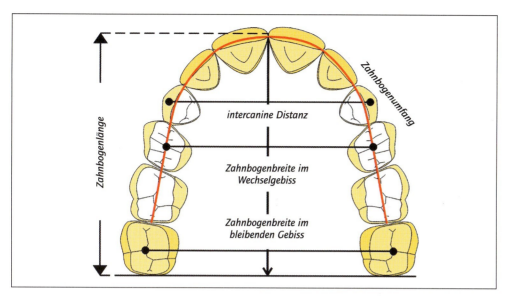

Abb. 2-4 Analyse nach Izard (1943): Zahnbogenlänge, Zahnbogenbreite und Zahnbogenumfang
Die Zahnbogenlänge ist im Milchgebiss stabil und als Abstand zwischen einer gedachten Tangente an die Fazialflächen der Schneidezähne zur distalen Abschlusslinie der zweiten Milchmolaren definiert. Im Wechselgebiss wird die Zahnbogenlänge zu den distalen Flächen der ersten bleibenden Molaren gemessen. Sie nimmt während der Wechselgebissphase im Oberkiefer um etwa 2,2 mm und im Unterkiefer um etwa 1,3 mm zu. Die Zahnbogenlänge reduziert sich wieder, besonders im Unterkiefer, wenn – so es der Leeway-Space zulässt – die Molaren nach mesial driften und sich die Frontzähne unter dem Einfluss des Lippendruckes aufrichten.
Zahnbogenbreite: Die intercanine Distanz vergrößert sich im Oberkiefer um etwa 5,0 mm im Altersabschnitt von 5 bis 15 Jahren, mit der größten Aktivität in einem Alter von 3 bis 4 Jahren, 6 bis 8 Jahren und 12 Jahren (um etwa 2,0 mm, wenn die bleibenden Eckzähne durchbrechen). Danach besteht die Tendenz zu einer Abnahme. Die intercanine Distanz im Unterkiefer nimmt um 2,0 bis 3,0 mm zu (zwischen dem 6. und 11. Lebensjahr). Danach bleibt sie relativ stabil. Im Prämolaren- und Molarenbereich ist die Vergrößerung der Zahnbogenbreite relativ gering: etwa 1,3 mm im Oberkiefer (bis zum 13. Lebensjahr), und 2,0 mm im Unterkiefer (zwischen 6 und 13 Jahren).
Der Zahnbogenumfang* entspricht einer Linie, die durch die Mitten der okklusalen Flächen und die Inzisalkanten der Schneidezähne gezogen wird: sie verläuft von der mesialen Fläche des permanenten linken zur mesialen Fläche des permanenten rechten Molaren (rot eingezeichnet). Der Umfang vergrößert sich im Oberkiefer um etwa 1,5 mm bei Jungen und um etwa 0,5 mm bei Mädchen und verkleinert sich im Unterkiefer um etwa 3,5 mm bei Jungen und 4,5 mm bei Mädchen. Es bestehen individuelle Abweichungen der Messwerte.

* In der englischsprachigen Literatur wird für den Zahnbogenumfang oft der Begriff „arch length" (= Zahnbogenlänge) verwendet.

Entwicklung der Zahnbogenform

Die Zahnbögen, die im Milchgebiss noch halbrund geformt sind, entwickeln sich während des Zahnwechsels zu einem elliptischen oder U-förmigen Verlauf. Mit dem Durchbruch der bleibenden Zähne bilden sich die Spee-Kurve und die Wilson-Kurve aus.

Nur durch Erfahrung und aufmerksame Beobachtung kann die nötige Fähigkeit angeeignet werden, die unterschiedlichen Entwicklungsphänomene während der Ausbildung der Zahnbögen richtig einzuschätzen, durch die die komplexen normalen und pathologischen Wachstumsmuster charakterisiert sind (Abb. 2-4).

Klassifikation der Anomalien

Die aufgeführten Klassifikationen definieren die sagittale Relation.

Skelettale Klassifikation nach Ballard

Die Einteilung nach Ballard (1948) beschreibt die sagittale Beziehung der basalen Anteile des Ober- und Unterkiefers unabhängig von der dentalen Situation. Sie orientiert sich damit an den skelettalen Gegebenheiten.

Die Klasse I nach Ballard steht für eine neutrale Position der Kiefer zueinander (Abb. 2-5).

Bei der Klasse II besteht eine distale Lagebeziehung der Kieferbasen. Entweder ist der Unterkiefer im Verhältnis zum Oberkiefer zu weit dorsal positioniert oder der Oberkiefer befindet sich in einer ausgeprägt anterioren Lage.

In die Klasse III fällt ein vorverlagerter Unterkiefer oder ein zu posterior stehender Oberkiefer, jeweils im Hinblick auf den Gegenkiefer. Die Bestimmung erfolgt durch kephalometrische Analyse (siehe Kapitel 4).

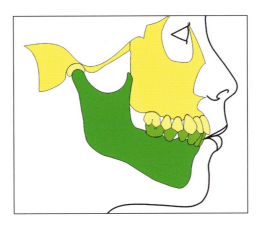

Abb. 2-5 Skelettale und dentale Klasse I-Relation

Klassifikation nach Angle

Die Angle-Klassen beziehen sich auf die sagittale Lage des ersten bleibenden Molaren im Zahnbogen und bewerten damit die dentale Situation.

Bleibendes Gebiss

Bei der Angle-Klasse I okkludiert der untere Molar in der Breite eines halben Höckers vor dem korrespondierenden oberen Antagonisten.

In der Angle-Klasse II liegt der untere Molar in distaler Relation zum oberen Antagonisten. Die Angle-Klasse II wird in zwei Untergruppen unterteilt:

- Die Klasse II/1 weist einen vergrößerten Overjet auf, wobei die oberen Schneidezähne nach labial geneigt sind.
- Bei der Klasse II/2 besteht eine identische Seitenverzahnung, jedoch ohne vergrößerten Overjet. Die oberen Schneidezähne sind nach palatinal inkliniert, wodurch der Overjet sehr kleine Werte annimmt.

Bei der Angle-Klasse III liegt der untere Molar mesial zum oberen Molaren.

Milchgebiss

In Klasse I zeigen die zweiten Milchmolaren eine gerade Postlaktalebene oder seltener eine leichte mesiale Stufe. Bei einer Okklusion in Klasse II weist die Postlaktalebene eine distale Stufe auf, in Klasse III eine verstärkte mesiale Stufe.

Wechselgebiss

In dieser Phase treten zwei als regelrecht anzusehende Typen der Klasse I auf:

- singulärer Antagonismus mit einer geraden Postlaktalebene
- oder bereits die Verzahnung des eugnathen Gebisses, was weniger häufig auftritt

Man sollte sich vergegenwärtigen, dass eine mesiale Drift der Molaren auch unphysiologisch erfolgen kann, wie zum Beispiel durch Karies oder erblich bedingte Aplasie der zweiten Prämolaren oder vorzeitigen Milchzahnverlust.

3

Störungen der dentofazialen Entwicklung

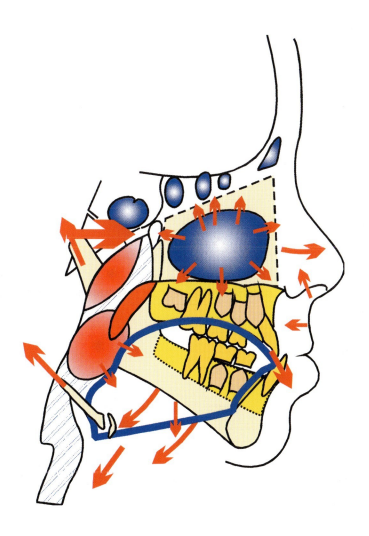

> Dentofaziale Interferenzen wirken im Sinne eines „Riegels" oder einer „Blockade" auf das Kauorgan und behindern die Entwicklung der Alveolarfortsätze und des basalen Knochens, indem sie den normalen Kurs des Wachstums ändern.

Restriktionen sind in ihrer Natur vielschichtig und treten in jedem Stadium der Entwicklung auf. Sie können Nachwirkungen auf anatomische Strukturen (skelettal, dentoalveolär, temporomandibulär oder postural), die Ästhetik oder das psychische Wohlbefinden haben.

Die Störungen werden in drei Kategorien unterteilt (nach Gugino, 2000):

- mechanisch
- funktionell
- psychologisch

In diesem Kapitel werden die ersten beiden Punkte besprochen.

Mechanische Interferenzen

Restriktionen in Verbindung mit fehlpositionierten oberen Zähnen und damit mit dem Oberkiefer, der funktionell als „Guiding arch" agiert, lösen kompensatorische, aber ungewollte Reaktionen im Unterkiefer aus. Der Unterkiefer wird in eine Position gezwungen, aus der keine freien Exkursionen mehr möglich sind und Kaubewegungen auf eine fast vertikale Aktivität beschränkt werden.

Mechanische Interferenzen können dentalen oder skelettalen Ursprungs sein, im Oberkiefer oder im Unterkiefer vorliegen und in allen drei Ebenen zum Ausdruck kommen.

Die Transversale

Transversale Restriktionen sind häufig (Abb. 3-1 und 3-2).

Die Vertikale

Unabhängig ob dentoalveolär oder skelettal bedingt, beeinflussen sowohl ein tiefer Biss als auch ein frontal offener Biss die vertikalen Bewegungsabläufe des Unterkiefers (Abb. 3-3 und 3-4).

Die Sagittale

Sagittale Blockaden werden durch

- vergrößerten Overjet,
- Lingualinklination der oberen Schneidezähne,
- frontalen Kreuzbiss und
- rotierte Molaren ausgelöst.

Zahnfehlstellungen können Frühkontakte provozieren und im Schlussbiss zu lateralen oder anterioren Fehlexkursionen führen (Abb. 3-5 und 3-6).

3 Störungen der dentofazialen Entwicklung

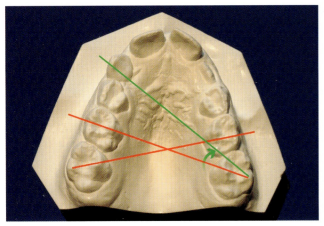

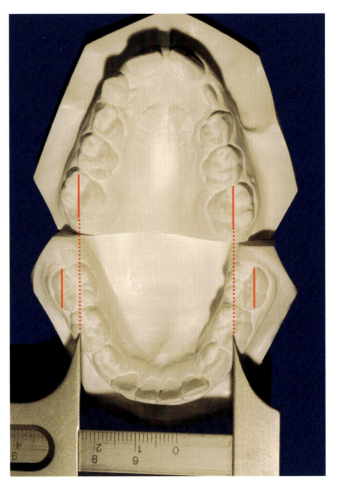

Abb. 3-1a Oberer Zahnbogen in V-Form und mesiale Rotation der Sechsjahresmolaren
Nach Cetlin (1983) finden sich bei transversal schmalen Konfigurationen entsprechende Rotationen in 80% der Fälle. Rotierte Molaren können okklusale Frühkontakte und dadurch laterale Interferenzen verursachen. Ein mesial rotierter Molar beansprucht 12,0 mm im Zahnbogen, anstelle der normalen 10,0 mm. Durch einfache Derotation ist eine geringfügige Klasse II erfolgreich zu beheben. Gleichzeitig wird der Unterkiefer aus seiner Zwangslage befreit. Die Stellung der Molaren wird über eine Linie (grün eingezeichnet), die durch den distobukkalen und mesiopalatinalen Höcker der ersten Molaren verläuft, überprüft. Bei richtig positionierten Molaren verläuft die Verlängerung der Linie zum distalen Drittel des kontralateralen Eckzahnes. Molaren können nach mesial (rote Linien) oder distal rotiert sein.

Abb. 3-1b Zur Angleichung an reduzierte obere Dimensionen wird der Unterkiefer in eine posteriore Lage gezwungen. Die mandibulären transversalen Verhältnisse bleiben dabei regelrecht. Der in der Schieblehre eingestellte Wert zeigt die transversale Breite im Oberkiefer. Der Messwert ist auf den unteren Zahnbogen übertragen. Es verdeutlichen sich die unterschiedlichen transversalen Ausmaße der beiden Kiefer.

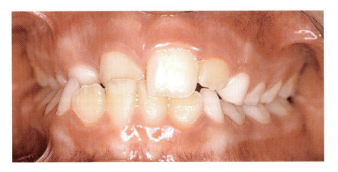

Abb. 3-2a Frontaler und lateraler Kreuzbiss mit Mittellinienverschiebung im Schlussbiss. Die okklusale Situation führt zu exzentrischen Unterkieferbewegungen.

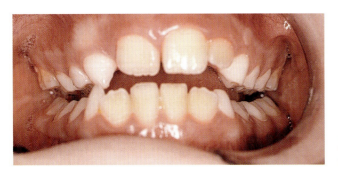

Abb. 3-2b Frühkontakt des oberen Milcheckzahnes. Der vorzeitige Kontakt wirkt als Gleithindernis und führt zu einer Lateralabweichung des Unterkiefers im Schlussbiss.

Abb. 3-3 In schweren Fällen des Tief- und Deckbisses stören die palatinal inklinierten oberen Schneidezähne die protrusiven Bewegungen und zwingen den Unterkiefer in eine Distallage. Da die inzisale Führung vertikal verläuft, kann der Unterkiefer nur durch unphysiologische Öffnung nach dorsokaudal entkommen. Diese Bewegung fordert eine vermehrte muskuläre Aktion der Mundöffner und Retraktoren. Dadurch verliert sich die Harmonie innerhalb der Muskelgruppen und des Kiefergelenkes, mit Nachwirkungen auf die Wachstumsprozesse. Der dorsokraniale Druck

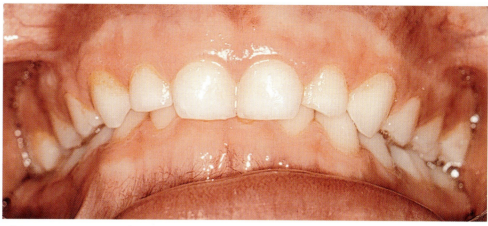

auf die bilaminäre Zone provoziert eine reflektorische Anspannung des Musculus pterygoideus lateralis, der seiner Physiologie entsprechend den Diskus nach vorne führt und dadurch den Kondylus relativ zurückliegend hinterlässt. In diesen Situationen besteht das Risiko zu einer Diskusverlagerung. Beim beginnenden Deckbiss werden die Schneidezähne entlang ihrer Achsenneigung nach palatinal geneigt durchbrechen, während sich die Molaren entlang der Gesichtsachse (von hinten oben nach vorne unten) einstellen (siehe Kapitel 4). So reduziert sich der Abstand zwischen Schneidezähnen und Molaren: Der Unterkiefer läuft Gefahr, in eine Rücklage gezwungen zu werden. Zudem steigt die Wahrscheinlichkeit zu einem ektopischen Durchbruch der oberen Eckzähne. Diese Aspekte belegen die Wichtigkeit einer Wachstumsfreigabe durch frühe kieferorthopädische Intervention.

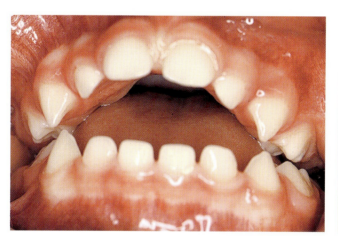

Abb. 3-4 Durch die fehlende inzisale Führung bei offenen Bissen bewegen sich die Kondylen in vergeblicher Suche nach anteriorem Zahnkontakt nach ventrokaudal.

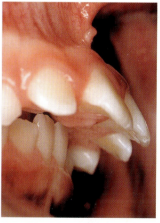

Abb. 3-5 Ausgeprägte Klasse II/1. Da der Unterkiefer durch protrusive Führung nach interinzisalem Kontakt sucht, kommt es im Kiefergelenk zu verstärktem Druck gegen die Eminentia articularis.

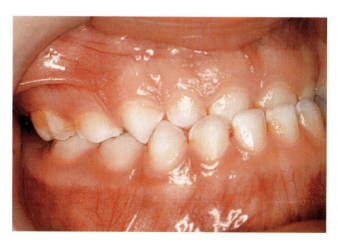

Abb. 3-6 Progener Zwangsbiss. Es entsteht eine vermehrte Spannung auf die protrusiven Muskeln und in Folge ein Wachstumsreiz auf die Kondylen.

Funktionelle Interferenzen

Funktionelle Fehlabläufe werden bei Persistenz in den normalen Wachstumsprozess eingreifen. Dazu zählen unphysiologische Schluckmuster, vorwiegende Atmung mit geöffnetem Mund, Dysfunktionen der orofazialen Muskulatur und ferner auch der Muskeln des gesamten Bewegungsapparates.

Claude Duchateaux hat ein Funktionsschema eingeführt, das die Vorstellung der Gesamtheit der funktionellen Komponenten klar zusammenfasst (dargestellt auf Seite 21, Deckblatt von Kapitel 3).

Nach dem Leitsatz „form follows function" wird die Form durch funktionelle Abweichungen ungünstig beeinflusst. Hat sich nun die Form den Gegebenheiten angepasst, verschlechtert sich in weiterer Konsequenz die Funktion zunehmend: Bei kontinuierlicher Mundatmung verringert sich der Wachstumsreiz auf den Oberkiefer. Nach struktureller Adaptation ist die Rückkehr zu einem physiologischen Funktionsmuster unterbunden.

Atmung

> Kinder sollten durch die Nase atmen, unabhängig davon, ob sie sitzen, stehen oder liegen. Eine Atmung durch den Mund sollte nur bei großer körperlicher Belastung erfolgen.

Eine ausschließliche oder auch nur zeitweise Atmung durch den Mund muss als pathologisch angesehen werden. Während der Mundatmung nimmt die Zunge eine tiefe, protrudierte Lage (in gewölbter Form) an, die dem Luftstrom die orale Passage ermöglicht; ein Funktionsmuster, das die maxilläre Entwicklung aufgrund fehlender Stimulation unterdrückt.

Die Phänomene, die die Mundatmung begleiten, sind in den Abb. 3-7 bis 3-10 veranschaulicht.

> „Die erfolgreiche Etablierung einer reinen Nasenatmung beugt der Ausbildung einer Malokklusion vor."
> *Claude Duchateaux*

Ätiologie der Mundatmung

Eine Vielzahl von Faktoren kann zu einer ausschließlichen Atmung durch den Mund führen:

- Anatomische Abweichungen: Verengung der nasopharyngealen Passage, Hypertrophie der Nasenmuscheln, Deviation des Nasenseptums
- Trauma oder Frakturen: Stenose infolge Narbenbildung
- Obstruktion durch Fremdkörper
- Infektionen oder Allergien: allergische Rhinitis, chronische infektiöse Rhinitis oder Sinusitis, allergisch bedingte Polypenbildung (Diese Befunde führen häufig zu nasalen Obstruktionen und nehmen in der heutigen Zeit in ihrer Häufigkeit zu.)
- respiratorische Infektionen, die zu hypertropher oder ödematöser Schwellung der Adenoide und Nasenschleimhaut führen
- Hypertrophie der Tonsillen

Funktionelle Interferenzen **3**

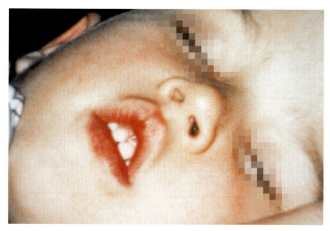

Abb. 3-7 *Schlafendes Kind mit Mundatmung. Charakteristisch sind die offene Lippenhaltung, die verkürzte und aufgesprungene, trockene Oberlippe.*

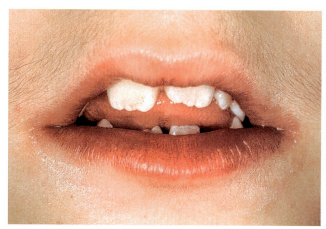

Abb. 3-8 *Tiefe, protrudierte Zungenlage*

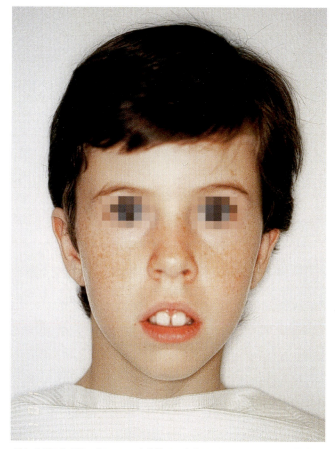

Abb. 3-10a *Bei Mundatmung wird die Muskulatur der Oberlippe vermehrt beansprucht, wobei die Mundwinkel durch die Partien des Musculus orbicularis oris, die in apikaler Höhe der oberen seitlichen Schneidezähne inserieren, nach unten gezogen werden. Dieser Druck, der konstant über 24 Stunden pro Tag ausgeübt wird, fördert eine schmale Mundspalte mit Annäherung der Mundwinkel, wobei der Bereich des Philtrums dauerhaft unstimuliert bleibt. Das führt zu einer schlaffen Erscheinung der Oberlippe, in Wirklichkeit sind die oberen seitlichen Portionen des Musculus orbicularis oris – wie schon erwähnt – aber stark ungespannt. Die Oberlippe schließt sich nicht mehr während des Schluckvorganges. Ausgleichend hebt sich die Unterlippe mit begleitender optischer Abflachung der mentalen Strukturen.*

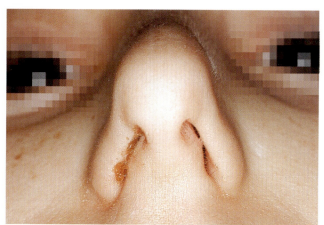

Abb. 3-9 *Die Nase ist verschmälert und leicht aufgeworfen. Infolge innerer Verdickungen und Schwellungen der Schleimhaut zeigen sich verengte Naseneingänge und hypotone Nasenflügel.*

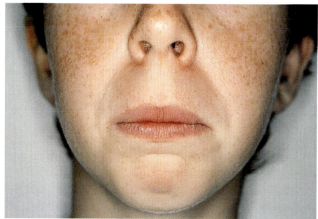

Abb. 3-10b *Während des Schluckens spannt sich der Musculus mentalis. Dieses Funktionsmuster wird von einer transversalen Beeinträchtigung des unteren Gesichtsdrittels begleitet, was den betroffenen Kindern ein kränkliches Aussehen verleiht (adenoides Erscheinungsbild). Engstände im Bereich der Oberkieferfront sind häufig als adaptive Veränderung zu beobachten.*

Morphologische Folgen der Mundatmung

Die morphologischen Veränderungen sind:

- Unterentwicklung der Nasen- und Nebenhöhlen mit Störungen und Turbulenzen im Luftstrom: dadurch fehlender Entwicklungsreiz auf die maxillären Strukturen
- Atonie der paranasalen Muskeln und Verkürzung der Oberlippe durch verstärkten kompensatorischen Einsatz der labialen Elevatoren (siehe Abb. 3-10)
- Unterentwicklung der maxillären Basis mit
    - transversaler Enge (spitz zulaufender Zahnbogen und hohes Gaumengewölbe)
    - Engstand und/oder Protrusion der oberen Schneidezähne
    - uni- oder bilateralem Kreuzbiss
    - funktioneller Lateralabweichung des Unterkiefers (Gefahr der skelettalen Manifestation, siehe Kapitel 5)
- Prognathie oder Retrognathie

Allgemeinmedizinische Konsequenzen einer Mundatmung

Kinder mit Verlegung der oberen Atemwege halten ihren Mund dauerhaft offen. Sie schlafen auch mit geöffnetem Mund und leiden durch ihr Schnarchen und nächtliche Hypo- oder Apnoen unter Schlafproblemen. Die betroffenen Kinder haben ein unerholtes Aussehen mit Ringen unter den Augen, die eine chronische Müdigkeit bezeugen. Zudem entwickeln sie weniger Gewichtszunahme und Längenwachstum, da Wachstumshormone vor allem während der Nacht freigesetzt werden. Durch den Schlafmangel nimmt die Konzentrationsfähigkeit ab, was die schulischen Leistungen gefährden kann.

Auswirkungen auf die Körperhaltung

Die Mundatmung fördert nicht nur schwerwiegende Veränderungen in der kraniofazialen Entwicklung, sondern über die Verbindungen der Muskeln des Kopfes, des Halses und der Muskelzüge, die vom Kopf bis zu den Beinen führen, auch Fernwirkungen auf die Körperhaltung.

Mundatmer tendieren zu einer nach vorne gestreckten Kopfhaltung mit folgenden Begleiterscheinungen (Abb. 3-11):

- Hyperaktivität der anterioren und lateralen Halsmuskulatur
- Spannung und Verkürzung der suprahyoidalen Muskeln
- Verlängerung der subhyoidalen Muskeln
- Anhebung des obersten Rippenpaares und der Schlüsselbeine (typische Manifestation bei Apnoe)
- abgerundete Schulterhaltung

Wenn die Vitalfunktion der Atmung gestört ist, wird also eine wahre Kettenreaktion von Phänomenen ausgelöst.

All diese Aspekte verweisen auf die Bedeutung, abweichende Funktionsmuster in die Diagnose, Therapieplanung und Behandlung einzubeziehen und so dem Patienten eine harmonische körperliche und seelische Entwicklung zukommen zu lassen.

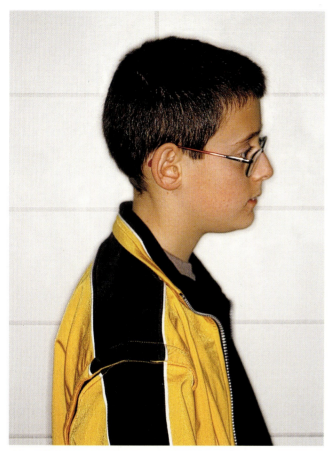

Abb. 3-11 Typische Körperhaltung eines Mundatmers

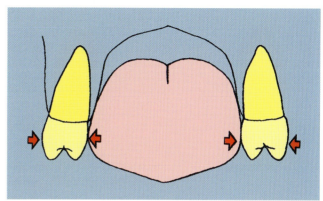

Abb. 3-12 Richtige Zungenlage und regelrechte transversale Entwicklung des Oberkiefers

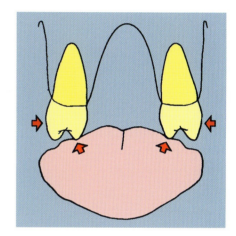

Abb. 3-13 Tiefe Zungenlage und transversale Unterentwicklung des Oberkiefers

Schluckmuster

Die Zunge ist bei vielen Funktionsabläufen beteiligt: Nahrungsaufnahme, Atmung, Schlucken, Geschmackswahrnehmung und Sprache. Sie spielt eine entscheidende Rolle in der Entwicklung der basalen und alveolären Strukturen, und embryologisch ist sie „die erste, die ihren Raum einnimmt" (Couly, 1989). Ihr Funktionsmuster hat einen entscheidenden Einfluss auf die morphologischen Strukturen des Ober- und Unterkiefers (Abb. 3-12 und 3-13).

Infantiles Schluckmuster

Von der Geburt bis zu einem Alter von etwa vier Jahren wird die Zunge beim Schlucken zwischen die Kieferkämme eingelagert, so dass die Zahnbögen voneinander getrennt werden. Der sensorische Austausch zwischen den Lippen und der Zunge dirigiert dieses Funktionsmuster. Der Schluckvorgang verändert sich von der frühen Kindheit bis zum adulten (= somatischen) Schlucken schrittweise, wenn

- die Zähne durchbrechen,
- die Zunge sich in Relation zur Mundhöhle verkleinert (die Zunge wächst weniger stark als die meisten anderen orofazialen Strukturen),
- das neuromuskuläre System reift,
- die Kinder allmählich festere Nahrung zu sich nehmen.

Die komplette Umstellung vom infantilen zum adulten Schluckvorgang dauert zwischen 8 und 16 Monaten (Misch-Schluckphase).

> Nach Erreichen des vierten Lebensjahres sollten die Kinder das somatische Schluckmuster übernommen haben. Besteht das frühkindliche Schluckmuster weiter, wird es als pathologisch angesehen.

Gelegentlich liegt lediglich eine anteriore Zungenposition vor. Es können sich aber auch komplexere muskuläre Fehlfunktionen mit zusätzlicher interokklusaler Zungeneinlagerung und verstärkter Kontraktion der orofazialen Muskeln etablieren.

Morphologische Folgen eines unphysiologischen Schluckmusters

Fehlerhaftes Schlucken kann zu einer Vielzahl von Effekten auf das Kausystem führen:

- frontal offener Biss (Abb. 3-14)
- lateral offener Biss (Abb. 3-15)
- zirkulär offener Biss
- Protrusion der oberen Frontzähne, fakultativ mit Bissöffnung (Abb. 3-16)
- gesteigerte Aktivität der periloralen Muskulatur beim Versuch des Lippenschlusses (Abb. 3-17)
- Kreuzbiss-Situationen
- spitz zulaufender oberer Zahnbogen und hoher, schmaler Gaumen
- mandibuläre Prognathie

Periorale Muskulatur

Die Lippenmuskulatur übt in Zusammenspiel mit dem Musculus buccinator beachtlichen Druck auf die Kieferkämme aus.

Arbeitet der große periorale Muskelkomplex dysfunktionell, werden morphologische Auswirkungen auf den Oberkiefer entstehen (Abb. 3-18).

Diese Abläufe sind in Kapitel 4 detailliert beschrieben.

Körperhaltung

Die Muskeln der zervikalen Region werden als Teil des stomatognathen Systems gesehen. Dieser muskuläre Apparat bildet eine geschlossene Kette, in welcher völliges Gleichgewicht herrschen muss, um die Halswirbelsäule, den Unterkiefer und das Zungenbein in ausgeglichener Beziehung zu halten. Die Fehlfunktion eines einzigen Kettengliedes wird beachtlichen Einfluss auf die übrigen Elemente haben.

Zusätzlich arbeiten die Halswirbelmuskeln im Zusammenspiel zu den Muskelketten des übrigen Körpers (Abb. 3-19).

Funktionelle Interferenzen **3**

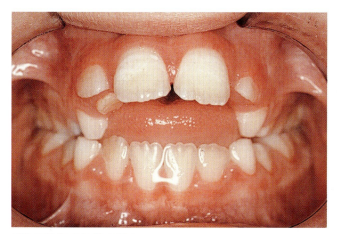

Abb. 3-14 Frontal offener Biss

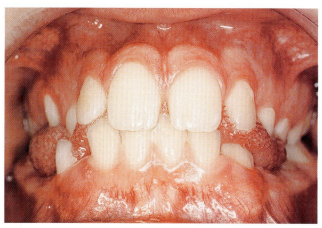

Abb. 3-15 Lateral offener Biss

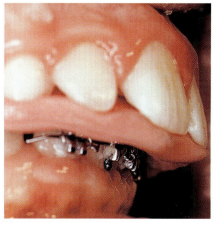

Abb. 3-16 Protrusion der oberen Frontzähne, unphysiologische Zungenlage und Einlagerung der Zunge über den unteren Schneidezähnen

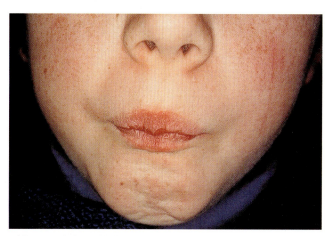

Abb. 3-17 Falsches Schluckmuster. Deutliche Anstrengung und starke Aktivität der perioralen Muskulatur beim Versuch, die Lippen zu schließen

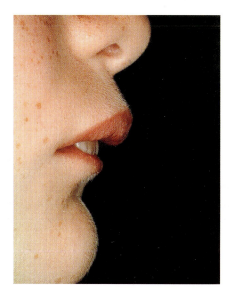

Abb. 3-18 Periorale Muskulatur. Man beachte die Ausprägung der Supramentalfalte.

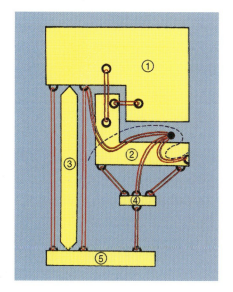

Abb. 3-19 Brodie-Schema, modifiziert von J. Lejoyeux und F. Flageul (1999). Zusammenspiel der zervikalen-, paravertebralen, suprahyoidalen und subhyoidalen Muskeln mit der gesamten Zungen- und Kaumuskulatur

1. Schädel
2. Mandibula
3. Halswirbelsäule
4. Zungenbein
5. Schultergürtel

Eine Fehlfunktion in der Kaumuskulatur oder im Bereich der Kiefergelenke kann die Körperhaltung über „absteigende" Regelbahnen verändern. Genauso können sich Malfunktionen der Halswirbelsäule, der Hüfte und der Beine „aufsteigend" ausbreiten und das stomatognathe System betreffen. Die Nervenbahnen aus den Bereichen des Auges, der Beine und des Gleichgewichtsorgans spielen ebenfalls eine entscheidende Rolle für die Balance des Haltungsapparates.

Deshalb ist es unabdingbar, dass jede kieferorthopädische Behandlung von einer generellen körperlichen Untersuchung und gegebenenfalls von einer engen interdisziplinären Zusammenarbeit mit anderen Fachgebieten begleitet wird.

Diagnostik

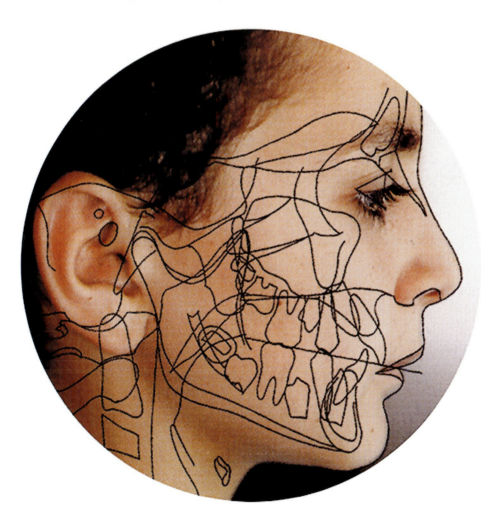

4

Klinische Untersuchung

Anamnese

Der Behandler sollte eine gründliche Anamnese erheben und dabei die Gründe erfragen, die Patient und Eltern zur Vereinbarung eines kieferorthopädischen Beratungstermins veranlasst haben. Die Beweggründe können im ästhetischen, emotionalen oder funktionellen Bereich angesiedelt sein. Das weiterführende Gespräch deckt allgemeinmedizinische Aspekte und relevante Informationen zur zahnmedizinischen Vorgeschichte ab.

Funktionelle Untersuchung

Ein erster Eindruck ist über das äußere Erscheinungsbild und die Beurteilung der Gesichtsmorphologie zu gewinnen. Die Mimik des jungen Patienten kann Rückschlüsse auf das Funktionsspiel der umgebenden Strukturen zulassen.

Respirationstrakt – Überprüfung der Atmung und Belüftung

Obere Atemwege (Abb. 4-1 und 4-2)

Es werden

- die gewohnheitsmäßige Atmung (nasal, oral oder gemischt),
- der Zustand der Tonsillen und adenoiden Vegetationen (im Hinblick auf Hyperplasien und Entzündungen),
- raumeinengende Prozesse des Nasenrachenraumes (Septumdeviation, enge oder verschlossene Naseneingänge) und
- allergische Einflüsse

abgeklärt.

Intraorale Inspektion

Die intraorale Inspektion deckt morphologische und funktionelle Konsequenzen auf: So können beispielsweise bereits in diesem Alter ein spitz zulaufender und unterentwickelter Oberkiefer, ein zurückliegender Unterkiefer und partielle oder umfassendere Diskrepanzen in der Okklusion imponieren oder sich eine tiefe Zungenlage oder ein unphysiologisches Schluckmuster manifestiert haben (siehe Kapitel 3).

Diagnose einer vorliegenden Mundatmung

Folgende Testvarianten sind schnell am Stuhl durchführbar:

- Test nach Rosenthal
  Das Kind wird gebeten, 10 bis 15 tiefe Atemzüge in geschlossener Mundhaltung zu nehmen und dabei auf alleinige Ein- und Ausatmung durch die Nase zu achten. Der Behandler erfasst

begleitend die Pulsfrequenz. Kinder mit gängiger Nasenatmung können der Aufforderung spielend folgen und zeigen keine Veränderung des Pulsschlags. Der Test ist dann negativ bewertet.

- Spiegel-Test (Abb. 4-3)
- Nasenflügel-Reflex (Abb. 4-4)

Hinweise auf Allergien

Zur Vollständigkeit der Unterlagen sollte der Patient bei entsprechenden Hinweisen zur Abklärung vorliegender Allergien zu seinem Kinderarzt oder an einen Facharzt für Allergologie überwiesen werden.

Zunge und Schluckmuster

Folgende Punkte sind wesentlich:

- Zungenlage in Ruhe und in Funktion
  Die Zunge kann hoch, interdental oder tief positioniert sein.
- Größe, Ausdehnung und Morphologie der Zunge (Mikro- oder Makroglossie)
  Impressionen sind ein Anzeichen, dass die Zunge beim Schluckakt zwischen die Zahnreihen eingelagert wird.
- Länge des Zungenbändchens (normal oder verkürzt)
  Die Länge und Stärke des Zungenbändchens wirkt sich auf die Zungenmobilität aus: Ein kurzes Bändchen limitiert die Protraktion der Zunge (Abb. 4-5).

Periorale Muskulatur

Es werden die Ober- und Unterlippe (Abb. 4-6 bis 4-8), die Supramentalfalte (Abb. 4-9) und der Musculus buccinator (Abb. 4-10) auf Qualität und Struktur bewertet.

Kiefergelenk und Kaumuskeln

Kinder sind von kraniomandibulären Dysfunktionen und Fehlleistungen der Körperhaltung keinesfalls ausgeschlossen.

Mehr als 30% aller Kinder zeigen entsprechende Symptome im Kauorgan:

- Knackgeräusche
- Deviation bei Mundöffnung
- artikulärer oder muskulärer Schmerz
- Kopfschmerzen

Darum sollten vor jeder kieferorthopädischen Behandlung eine funktionelle Untersuchung der Kiefergelenke und eine Palpation der assoziierten Muskeln Routine sein (Abb. 4-11).

Klinische Untersuchung **4**

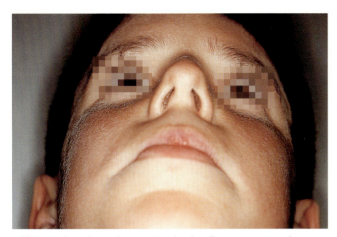

Abb. 4-1 *Patient mit Mundatmung. Man beachte die verengten Naseneingänge und die hypotonen Nasenflügel.*

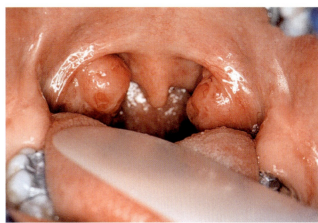

Abb. 4-2 *Hypertrophes tonsilläres Gewebe*

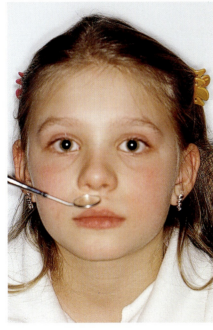

Abb. 4-3 *Spiegel-Test. Ein gekühlter Spiegel wird unter die Naseneingänge gehalten und der Patient aufgefordert, nur durch die Nase ein- und auszuatmen. Schlägt sich Feuchtigkeit auf der Spiegeloberfläche nieder, hat der Patient erfolgreich über die Nase ausgeatmet.*

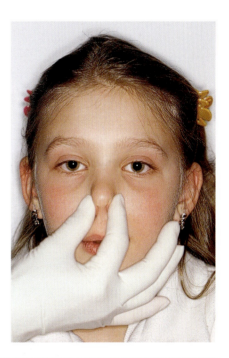

Abb. 4-4 *Nasenflügel-Reflex. Der Test überprüft die nasale Kapazität. Während der Mund des Patienten geschlossen ist, drückt der Behandler die Nasenflügel für zwei Sekunden zusammen. Nach Ablassen des Drucks sollten die Nasenflügel leicht vibrieren und sich dann flatternd öffnen.*

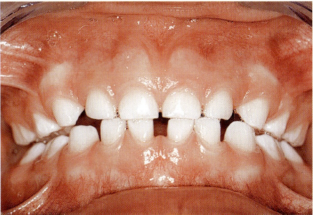

Abb. 4-5a *Das kurze Zungenbändchen behindert das Herausstrecken und Anheben der Zunge.*

Abb. 4-5b *Die Folge eines verkürzten Zungenbändchens sind eine tiefe Zungenlage und Lückenbildungen zwischen den Frontzähnen.*

4 Diagnostik

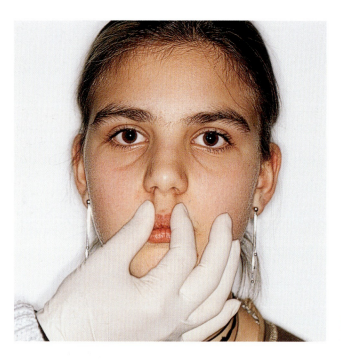

Abb. 4-6 Untersuchung der Lippenspannung. Hypotone Lippen fühlen sich unter Druck wie feuchte Watterollen an, hypertone Lippen leisten einen deutlichen Widerstand gegen applizierten Druck.

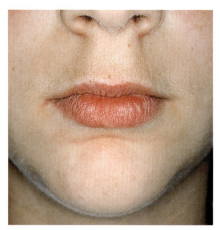

Abb. 4-7a Beurteilung der Lippenform und -ästhetik. Die Lippenschlusslinie sollte 2 mm oberhalb der Schneidekanten der oberen Frontzähne liegen.

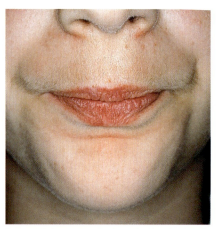

Abb. 4-7b Lippenhaltung während des Schluckvorganges. Die Kontraktion des perioralen Muskelrings weist auf ein fehlerhaftes Schluckmuster hin.

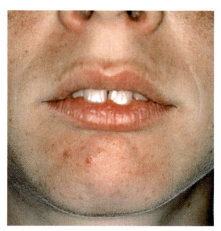

Abb. 4-8 Wird die Unterlippe während des Schluckens hinter die oberen Schneidezähne eingesaugt, kann dies zur Protrusion und Lückenbildung führen.

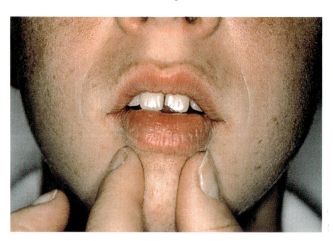

Abb. 4-9 Ausdehnung und Lage der Supramentalfalte in Bezug zu den unteren Frontzähnen: in Kronenhöhe, im apikalen Bereich oder dazwischen. Die Supramentalfalte ist von Bedeutung, da eine starke Ausprägung die therapeutisch mögliche Protrusion unterer Schneidezähne limitiert und ein Faktor für ein posttherapeutisches Rezidiv sein kann.

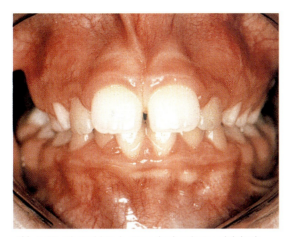

Abb. 4-10a *Die Tonizität des Musculus buccinator wird durch Untersuchung des Alveolarfortsatzes bewertet. Die Muskelspannung ist hoch, wenn sich im Bereich der Alveolarfortsätze eine Ringbildung (vergleichbar einer Balkonbrüstung) mit reduzierter befestigter Gingiva abzeichnet.*

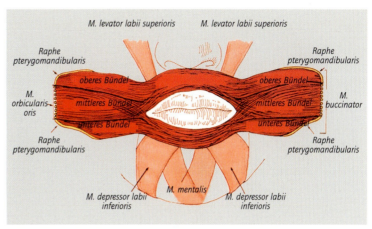

Abb. 4-10b *Durch die anatomischen Verbindungen zieht ein hypertoner Musculus buccinator am oralen Muskelring und verursacht funktionelle Dysbalancen im Bereich der Wundwinkel (Illustration von S. Frederick).*

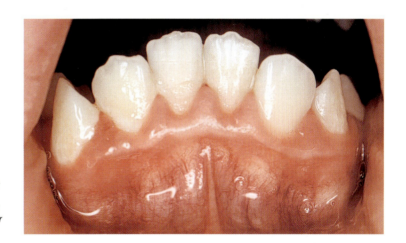

Abb. 4-10c *Vergrößerter intraoraler Ausschnitt, der den muskulären Einfluss auf den Alveolarfortsatz aufzeigt. In diesen Fällen sollte zur Vermeidung eines Rezidivs eine Zahnbogenausformung (sagittale Erweiterung oder Protrusion der Frontzähne) mit großer Umsicht unternommen werden.*

Die dynamische Untersuchung der Kiefergelenke wird ohne Zahnkontakt, d. h. unter Ausschaltung dentaler Störkontakte, durchgeführt. Die Untersuchung gibt Auskunft über die funktionelle Kapazität und deckt vorhandene Limitierungen, Deviationen oder Deflexionen auf (Abb. 4-12).

Bei auftretendem Knacken während der Dynamik muss der Zeitpunkt bestimmt werden: in der frühen Bewegungsphase, intermediär oder spät. Knackgeräusche weisen normalerweise auf Störungen in der Kondylus-Diskus-Koordination hin (Abb. 4-13 und 4-14).

Am Ende einer Mundöffnung über 55,0 mm darf ein spätes Knacken, das von der Eminentia articularis ausgeht, nicht mit einer erblichen Bindegewebeschwäche verwechselt werden, die relativ häufig bei Mädchen vorkommt und ähnliche Symptome zeigt.

Diskusverlagerungen können eine Behandlungsindikation haben, nicht aber die Hypermobilität.

Diskusverlagerungen, meist anterior-medial oder anterior-lateral, sind auch ohne Knacken zu beobachten und sollten bei Deviation der Mundöffnung vermutet werden.

Bei der Palpation der Kaumuskulatur werden die Empfindungen und Schmerzangaben des Patienten auf einer Skala von I (gering) bis III (stark) erfasst (Abb. 4-15).

4 Diagnostik

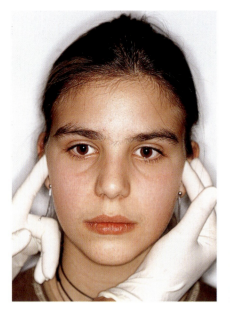

Abb. 4-11 Palpation der lateralen Kondylenpole, der retrokondylären und endoaurikulären Bereiche

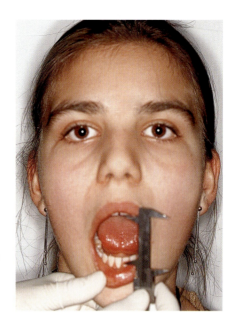

Abb. 4-12 Maximale Mundöffnung. Bei physiologischen Verhältnissen sollte die Mundöffnung geradlinig und schmerzfrei ablaufen und ca. 40 bis 50 mm betragen.

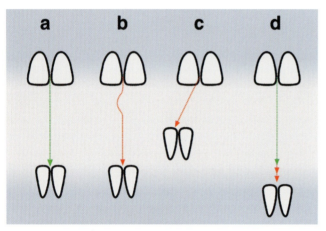

Abb. 4-13
(a) Normale Öffnungsbahn
(b) Deviation bei Öffnung
(c) Deflexion bei Öffnung
(d) Bindegewebeschwäche

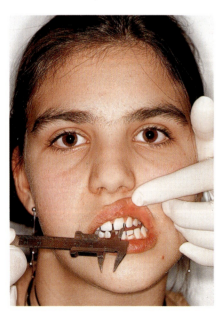

Abb. 4-14 Die Laterotrusion wird bei leichter Mundöffnung (etwa ein Viertel der maximal möglichen Öffnung) geprüft.

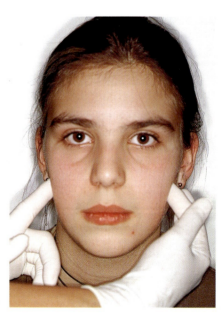

Abb. 4-15 Die Kaumuskeln (M. masseter, M. temporalis, M. pterygoideus medialis und lateralis und der hintere Bauch des M. digastricus) werden palpiert. Jeglicher Schmerz wird auf einer Skala von I bis III bewertet und in die Unterlagen eingetragen.

Dentition

Der klinische intraorale Befund beschreibt die dreidimensionalen Okklusionsbeziehungen systematisch:

Sagittal:

- Molaren- und Eckzahnrelation auf beiden Seiten
- Postlaktalebene (gerade, mit mesialer Stufe, mit distaler Stufe)
- vorhandene Lücken
- frontaler Kreuzbiss
- Größe der sagittalen Frontzahnstufe (Overjet)

Transversal:

- uni- oder bilateraler Kreuzbiss
- Symmetrie und Mittenbeziehungen
- Bandansätze

Vertikal:

- interinzisale Beziehungen
- Größe der vertikalen Frontzahnstufe (Overbite)

> Der Behandler sollte genau ermitteln, ob der Unterkiefer in einer der drei Raumebenen (transversal, sagittal oder vertikal) gefangen ist.

Weitere Untersuchungen

Ästhetik der Zähne und des Lachens

Optische Aspekte sollten nur im Wechselgebiss und im bleibenden Gebiss eine Rolle spielen, nicht aber im Milchgebiss. Die Ästhetik des Lachens wird durch die Beziehung der Oberlippe zu den oberen Schneidekanten, die Lachlinie und das Ausmaß der beim Lachen exponierten Gingiva („gummy smile") geprägt.

Symmetrie des Gesichtes

Die Zahnbogenmitten von Ober- und Unterkiefer stimmen im eugnathen Gebiss überein und verlaufen synchron zur Kiefermitte (Raphe-Median-Ebene im Oberkiefer bzw. Symphyse im Unterkiefer) und zur Gesichtsmitte.

Jede Asymmetrie des Gesichtes in der Transversal- und Vertikalebene, sowohl in maximaler Interkuspidation als auch in Zentrik, muss beachtet und in die Planung einbezogen werden.

Zustand von Parodontium und Dentition

Der Gesundheitszustand des Gebisses vor Therapiebeginn sollte dokumentiert sein:

Zahngesundheit: Versorgungsstand
Zahnpflege: hervorragend, gut oder unzureichend
Zahnfleisch: Gingivaverlauf
Ausdehnung und Lage der befestigten Gingiva
Gingivitis oder Parodontitis?

Habits und Parafunktionen

Bei Verdacht auf Habits und Parafunktionen muss gezielt nach

- Daumen- und Fingerlutschen,
- Lippen- und Wangensaugen,
- Saugen am Schnuller, an der Flasche oder der Bettdecke,
- Nagelbeißen (sichtbar an Veränderungen des Fingernagels),
- Kauen auf einem Bleistift oder anderen Objekten

gefragt und untersucht werden.

Persönlichkeit

Der Behandler sollte sich einen Eindruck über die Abläufe des täglichen Lebens des Patienten und seiner Eltern machen, da daraus wertvolle Hinweise auf das zu erwartende Kooperationsverhalten gezogen werden können.

Modell-Analyse

Entsprechend dem strategischen Vorgehen beim klinischen intraoralen Befund werden auch die Modelle dreidimensional ausgewertet:

- Oberkiefer-Modell und Unterkiefer-Modell, jeweils einzeln
- Modellpaar in Okklusion
- fallabhängig Montage im Artikulator in zentrischer Relation

Zahnbogen des Oberkiefers

Der obere Zahnbogen gilt als funktionelle Leitschiene, da er stärker durch funktionelle Gegebenheiten (Atem- und Schluckvorgänge) beeinflussbar und oft der Ausgangspunkt einer Zwangsbisslage ist. Die Bewertung der Zahnbogenform und der Morphologie des Gaumens (flach, V-förmig, rund) erfolgt visuell. Danach werden die anterioren und posterioren Zahnbogenbreiten (Abb. 4-16), die Symmetrie des Zahnbogens (Abb. 4-17) und die Rotationsstellung der Molaren (siehe Abb. 3-1a) vermessen.

Tabelle 4-1 Sollwerte der anterioren und posterioren Zahnbogenbreiten in Bezug zur Breitensumme der oberen Schneidezähne (nach Korkhaus, 1939). Die Werte in der ersten Spalte geben die tatsächlichen mesiodistalen Breiten der vier oberen Schneidezähne, die Werte der zweiten und dritten Spalte die idealen anterioren und posterioren Zahnbogenbreiten an. Dabei sind die Angaben für Ober- und Unterkiefer identisch. Die Differenz zwischen Soll- und Istwert gibt die tatsächliche Größe der transversalen Entwicklung an (mit Einschränkung durch statistische Aspekte).

SI OK	Anteriore Zahnbogenbreite	Posteriore Zahnbogenbreite
27	32	41,5
27,5	32,5	42,3
28	33	43
28,5	33,5	43,8
29	34	44,5
29,5	34,7	45,3
30	35,5	46
30,5	36	46,8
31	36,5	47,5
31,5	37	48,5
32	37,5	49
32,5	38,2	50
33	39	51
33,5	39,5	51,5
34	40	52,5
34,5	40,5	53
35	41,2	54
35,5	42	54,5
36	42,5	55,5

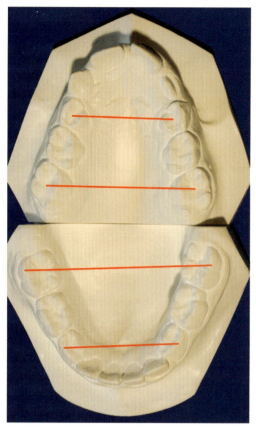

Abb. 4-16 Messung der anterioren und posterioren Zahnbogenbreite

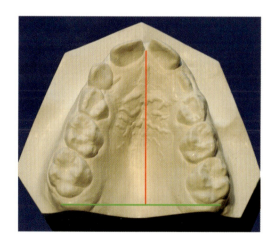

Abb. 4-17 Symmetrie des Oberkiefers in transversaler und sagittaler Ebene. Die Raphe-Median-Linie dient als Referenzgerade. Es werden die transversale und sagittale Symmetrie pro Zahnbogenhälfte, die Lage der Mittellinie und Kongruenz zur Mitte des Unterkiefers bestimmt.

Die Referenzpunkte für die Messung der Zahnbogenbreite im Wechselgebiss sind

- im **anterioren** Bereich: distale Fossa der mesiodistalen Längsfissur der **ersten Milchmolaren**,
- im **posterioren** Bereich: Schnittpunkt in der Fossa zwischen der mesiodistalen Längsfissur und der Querfissur der **Sechsjahresmolaren**.

Die Sollwerte sind in Tabelle 4-1 angegeben.

Zahnbogen des Unterkiefers

Im Unterkiefer wird die Zahnbogenform mit Hilfe der 5 Referenzmuster aus der Pentamorphic Chart nach Ricketts festgelegt. Da der untere Zahnbogen therapeutisch wenig veränderbar ist, wird er als Richtlinie für die intermaxilläre Bogenkongruenz gesehen. Es wird die Form, die am besten zur Modellsituation passt, ausgewählt (Abb. 4-18).

Die intercanine Distanz wird von Eckzahnspitze zu Eckzahnspitze gemessen. Im Milchgebiss und einem Alter von 5 Jahren beträgt der Sollwert 23,0 mm ± 3,0 mm. Im Wechselgebiss und mit 8 Jahren ist der Normwert 25,0 mm ± 3,0 mm, im bleibenden Gebiss 27,5 mm ± 0,2 mm.

Die Referenzpunkte für die Messung der Zahnbogenbreite im Wechselgebiss sind

- für die **anteriore** Breite die Spitzen der distobukkalen Höcker der **ersten Milchmolaren** (Abb. 4-16),
- für die **posteriore** Breite die Spitzen der zentrobukkalen Höcker der **Sechsjahresmolaren**.

Abrasionen und Gebrauchsspuren

Bei Kindern, die feste Nahrung zu sich nehmen, werden während der Gebrauchsperiode Schlifffacetten an den Höckern der Milchzähne entstehen. Diese Spuren, liegen sie auf den funktionellen Bewegungsbahnen und bilateral gleichmäßig vor, dürfen nicht automatisch als pathologisch angesehen werden Ein gewisser Grad an Abnutzung ist physiologisch. In der heutigen Gesellschaft haben die meisten Kinder jedoch durch Aufnahme zu weicher Kost zu wenig Gelegenheit, ihre Milchzähne der physiologischen Abnutzung entsprechend „aufzubrauchen". Darum kann, wie von Planas (1992) vorgeschlagen, ein frühes selektives Beschleifen zu einer regelrechten Entwicklung beitragen.

Ein generalisierter Verschleiß aller Zähne sollte Aufmerksamkeit erregen. Es ist unwahrscheinlich, dass normales Kauen solche Phänomene auslösen kann. Eher ist anzunehmen, dass die Veränderungen von nächtlichem Knirschen (Bruxismus) in Verbindung mit psychologischen Problemen herrühren (Abb. 4-19).

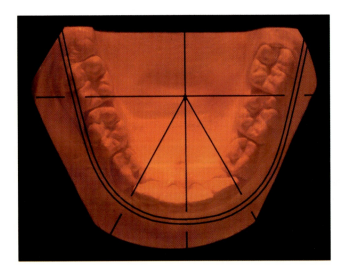

Abb. 4-18 Auswahl der Zahnbogenform am Unterkiefer-Modell

Maximale Interkuspidation

Die Begutachtung der Modelle in Okklusion (sagittal, transversal und vertikal) zeigt die Lage der intermaxillären Kontaktpunkte, die der Patient in der Gebrauchsperiode entwickelt hat, und lässt die Bewertung der okklusalen Stabilität zu. Daraus sind aber keine Informationen über das neuromuskuläre System und die Funktion der Kiefergelenke abzuleiten.

Modell-Analyse im Artikulator

Hat die klinische Untersuchung zur Vermutung einer Diskrepanz zwischen Zentrik und Okklusion geführt, sollten die Modelle besonders bei Patienten mit Asymmetrien und Kiefergelenkssymptomen im Artikulator montiert werden.

Foto-Analyse

Aufnahmen en-face und im Profil

En-face-Aufnahmen geben ein klares Bild über die zwei Ebenen, die das Gesicht aufbauen:

- der obere oder nasale Anteil
- der untere oder labiomentale Anteil

Beide Teile sollten eine annähernd gleiche Höhe aufweisen.

Das Porträt gibt den Gesichtstyp, die vorhandene Symmetrie und die Qualität der Strukturen von Nase, Philtrum und Lippen wieder. Die Supramentalfalte wird auf ihre Ausprägung und Lage untersucht, genauso wie das Kinn.

Die Profilaufnahme zeigt die Gesichtskonturen des Patienten und die Ästhetik seiner Erscheinung:

- Form und Größe von Nase und Kinn
- subnasaler Bereich
- Lippenkonfiguration
- Supramentalfalte

Intraorale Aufnahmen

Intraorale Aufnahmen sind eine wichtige Ergänzung der Patientenakte und erlauben zu jedem Zeitpunkt einen schnellen Rückgriff auf den Ausgangsbefund; besonders auf den Zustand der Gingiva und der Zähne. Sie dokumentieren vorhandene Schmelzdefekte, Entkalkungen und Verfärbungen, die möglicherweise nach Therapie dem Behandler angelastet werden könnten.

Es werden frontale, rechts- und linkslaterale Aufnahmen in Zahnkontakt genommen. Okklusale Aufnahmen der Zahnbögen werden über spezielle Mundfoto-Spiegel angefertigt, die alle Strukturen bis in die posterioren Bereiche erfassen.

Digitale Kameras vereinfachen die Aufnahme und Verwaltung der Bilder.

Röntgenologische Analyse

Panoramaröntgenaufnahmen

Orthopantomogramme müssen bei jedem Patienten erstellt werden, da sie unentbehrliche Informationen liefern:

- alle Zähne (durchgebrochen und im Keim-Stadium)
- Nichtanlagen
- überzählige Zähne oder Odontome
- impaktierte und verlagerte Zähne
- enge Keimlage oder verlegte Durchbruchswege
- atypische Durchbruchswege
- Dystopie von Zahnkeimen
- Ausdehnung der restaurativen Versorgung
- Wurzelfüllungen
- Zustand der apikalen Foramina
- nicht erhaltungswürdige Zähne
- unphysiologische Wurzelformen
- ankylosierte Milchzähne
- Wurzelresorptionen
- verbliebene Wurzelreste
- osteolytische Prozesse
- Zysten
- Richtung und Form der Kondylen bzw. des Kondylenhalses
- Zustand der Nebenhöhlen
- Nasenseptumdeviationen
- Obstruktion der unteren Nasenmuscheln

Kephalometrische Aufnahmen

Vor der Auswertung der Fernröntgenseitenaufnahme wird zuerst die Qualität in Bezug auf Doppelkonturen, Über-, Unterbelichtung und andere technische Fehler begutachtet.

Zur Markierung der Referenzpunkte wird ein visueller Gesamteindruck über die grundlegenden anatomischen Strukturen und ihre Beziehung zum Weichgewebe gewonnen (Abb. 4-20).

Nachzeichnung der anatomischen Strukturen

Die Durchzeichnung gibt das Weichteilprofil, die Zunge, den weichen Gaumen, die Tonsillen und eventuell vorhandenes adenoides Gewebe wieder, genauso wie die Umrisse wichtiger skelettaler Strukturen (Abb. 4-21):

- Schädelbasis
- Oberkiefer
- Unterkiefer
- äußerer Gehörgang

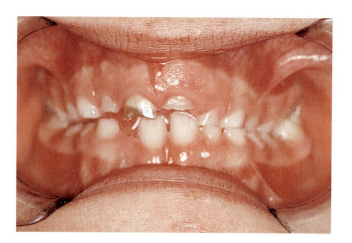

Abb. 4-19 Starker Bruxismus bei einem 9-jährigen Kind

- Fossa pterygomaxillaris
- Orbita
- Nasenskelett
- erster Halswirbel
- untere Nasenmuscheln
- Zungenbein
- Zähne

Lokalisierung der kephalometrischen Punkte

Für eine korrekte Einzeichnung der Linien und Ebenen müssen die Punkte genau lokalisiert werden. Die anatomischen Punkte werden visuell bestimmt, wohingegen andere Punkte konstruiert werden müssen (Abb. 4-22).

Linien und Ebenen

Linien und Ebenen sind die Grundlage jeder kephalometrischen Auswertung.

Linien verlaufen zwischen zwei Referenzpunkten (wie von Nasion zum A-Punkt = NA-Linie), Ebenen basieren auf mindestens drei Punkten, wie die Frankfurter Horizontale (Abb. 4-23).

Auswahl der kephalometrischen Analyse

Aus einer großen Anzahl verschiedener Analysen haben die Autoren die Analyse nach Ricketts als die nützlichste für ihre Zwecke ausgewählt. Wie die meisten anderen Analysen beurteilt die Ricketts-Analyse die skelettale Basis, die dentobasalen Beziehungen und das Profil (Abb. 4-24).

Kephalometrie

Die besondere Leistung der Ricketts-Analyse ist die Einführung von statistischen Norm- und Richtwerten (mit Standardabweichungen) als Maßstab für die klinische und vergleichende Bewertung. Die Kephalometrie dient zur Evaluierung von Tendenzen, nicht zur Erfassung und strikten Anlehnung an absolute Messwerte. Sie trägt zur Beschreibung des Gesichtes bei und hilft dem Behandler, den Gesichtstyp zu definieren (meso-, brachy- oder dolichofazial). Diese Einteilung kann eine schätzenswerte Hilfe für den Therapieweg sein. (Abb. 4-25b).

4 Diagnostik

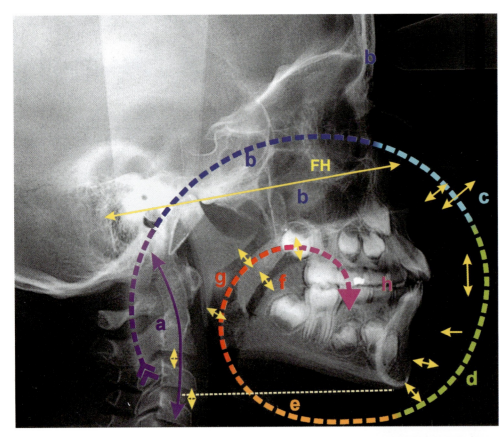

Abb. 4-20 Qualität der Fernröntgenaufnahme im Hinblick auf korrekte Ausrichtung des Kopfes im Kephalostat (FH), vorhandene Doppelkonturen und Abbildung folgender Strukturen:
(a) Halswirbelsäule
(b) Sinus
(c) Nase
(d) Supramentalfalte
(e) Zungenbein
(f) Lage der Zunge
(g) Atemwege
(h) Dentition
Die eingezeichnete Spirale gibt die Reihenfolge der strukturellen Bewertung an.

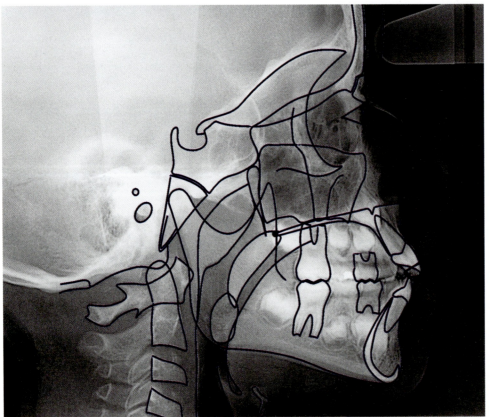

Abb. 4-21 Kephalometrische Durchzeichnung der Konturen und Umrisse

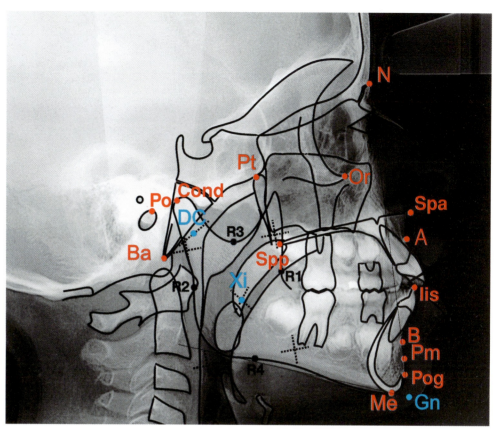

Abb. 4-22 Kephalometrische Punkte

Die medianen Punkte sind

N	Nasion	der anteriorste Punkt der Sutura nasofrontalis
Ba	Basion	der anteriorste Punkt des Foramen magnum
A	A-Punkt	der tiefste Punkt an der konkaven anterioren Einziehung der Maxilla zwischen Spina nasalis anterior und dem Alveolarfortsatz
Spa	Spina nasalis anterior	Punkt an der Spitze der knöchernen Spina nasalis anterior
Spp	Spina nasalis posterior	posteriore Begrenzung des Nasenbodens
Iis	Incision inferius	Schneidekante des am weitesten vorne gelegenen unteren Schneidezahnes
B	B-Punkt	der tiefste Punkt an der anterioren Kontur der Symphyse zwischen Alveolarfortsatz und Pogonion
Pog	Pogonion	der anteriorste Punkt der Symphyse
Me	Menton	der kaudalste Punkt der Symphyse
Pm	Protuberantia mentalis	der Punkt auf der Kontur der Symphyse, an dem die Konkavität in die Konvexität übergeht

Die bilateralen Punkte sind

Cond	Condylion	der kranialste Punkt des Kondylus
Po	Porion	der höchste Punkt des äußeren Gehörgangs
Or	Orbitale	der tiefste Punkt der knöchernen Augenhöhle, Schnittpunkt zwischen der äußeren Begrenzung und dem Boden der Orbita
Pt	Pterygoid	der am weitesten posterior und kranial gelegene Punkt der Fossa pterygomaxillaris

Die konstruierten Punkte sind

Gn	Gnathion	Schnittpunkt von Facial Plane (N-Pog) mit der Mandibularebene
Xi		Schnittpunkt der Diagonalen eines Rechtecks, das aus parallel bzw. senkrecht zur Frankfurter Horizontale verlaufenden Geraden durch die Punkte R1, R2, R3 und R4 konstruiert wird
R1		der tiefste Punkt der konkaven anterioren Begrenzung des aufsteigenden Astes
R2		der Punkt gegenüber R1 an der posterioren Begrenzung des aufsteigenden Astes
R3		der tiefste Punkt der Incisura semilunaris
R4		der Punkt gegenüber R3 am Unterrand der Mandibula
DC		Zentrum des Kondylus: am Hals des Kondylus auf der Linie Nasion–Basion

4 Diagnostik

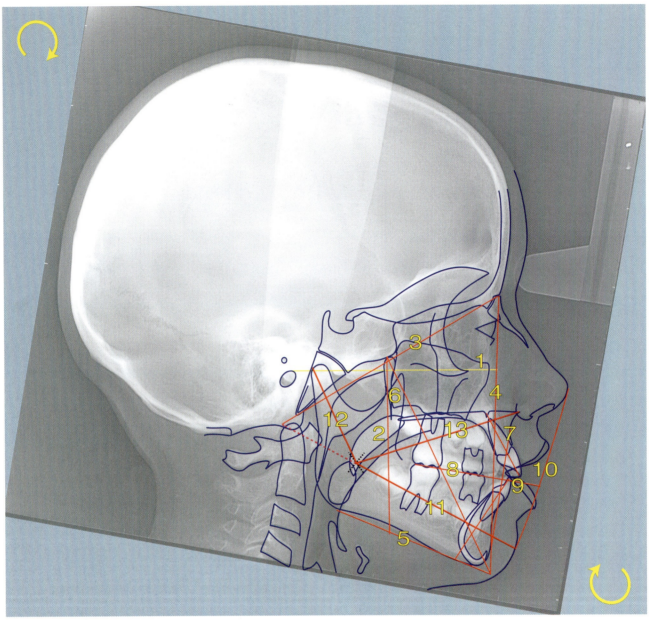

Abb. 4-23 Kephalometrische Linien und Ebenen. Die Fernröntgenseitenaufnahme wird in Bezug zur Frankfurter Horizontale ausgerichtet.

1	FH	Frankfurter Horizontale	Porion-Orbitale
2	PTV	Pterygoid-Vertikale	Senkrechte vom Punkt Pt auf die Frankfurter Horizontale
3		Basion-Nasion-Linie	Schädelbasis
4		Facial Plane	Nasion-Pogonion
5		Mandibularebene nach Downs	Tangente von Menton zum inferiorposteriorsten Punkt der Mandibula
6		Facial axis	Pt-Gnathion
7		Dental Plane	A-Punkt – Pogonion
8		Okklusalebene nach Ricketts	von der mesialen Interkuspidation der Ricketts ersten Milchmolaren zu den distalen Flächen der ersten bleibenden Molaren
9		Schneidezahn-Achse	longitudinale Achsen der oberen und unteren Incisivi
10		Esthetic Line	Linie von der Weichteil-Nasenspitze zu Weichteil-Pogonion
11		Achse des Unterkiefer-Körpers	Xi-Pm
12		Kondylar-Achse	DC-Xi
13		oberer Schenkel der Lower Face Height	Spa-Xi
•	CC		Schnittpunkt der Facial axis mit der Linie N-Ba (Abb. 4-24)
•	CF		Schnittpunkt Pterygoid-Vertikale mit der Frankfurter Horizontale (Abb. 4-24)

Mit den Ergebnissen der kephalometrischen Analyse und durch Bestimmung des individuellen Gesichtstyps kann der Behandler die prinzipielle Natur der Anomalie festlegen (Abb. 4-25a und 4-25c):

- orthopädisch (mit Abweichung im Ober- oder Unterkiefer oder in beiden Kiefern)
- orthodontisch
- oder ästhetisch

Bei der **skelettalen Analyse** sollten folgende Fragen beantwortet werden:

- Liegt ein sagittales Problem vor? Ist das Gesicht orthognath oder besteht eine abweichende Lagebeziehung?
- Liegt ein vertikales Problem vor? Ist der Patient hyper- oder hypodivergent?
- Ist das Problem eine Kombination von vertikalen und sagittalen Abweichungen?

Die Bestandteile der Analyse, die diese Fragen beantworten, sind:

- in der **Sagittalebene**:
    - Facial Plane
    - Convexity
    - McNamara-Linie
    - Weichteil-Profil

- in der **Vertikalebene**:
    - Lower Face Height
    - Total Face Height
    - Weichteil-Profil

Die **dentale Analyse** beeinflusst die Therapiewahl durch:

- die Lage der unteren Schneidezähne in der Symphyse und in Relation zur Linie A-Pogonion (in mm und als Grad-Angabe)
- den Abstand der Sechsjahresmolaren zu Pterygoid-Vertikale (Ist eine Distalisation der Molaren möglich und sinnvoll?)

Die **Darstellung der Weichgewebe** gibt Informationen über die vertikale und sagittale Harmonie der Gesichtskonturen. Zusammenfassend hilft die kephalometrische Analyse bei der Formulierung der orthopädischen und orthodontischen Behandlungsaufgaben.

Schlussfolgerung

Die Analyse nach Ricketts ist eine geradlinige Annäherung zur Befundung und sollte routinemäßig und systematisch Anwendung finden.

Sie ist mit der Fotostat-Auswertung des Profils zu ergänzen; fallbezogen mit der Analyse der Klasse-III-Prognose-Indikatoren nach Ricketts, der aktuelleren Analyse der unteren Schneidezähne nach McHorris und der orthopädischen Analyse des Oberkiefers nach dem Harvold-Dreieck.

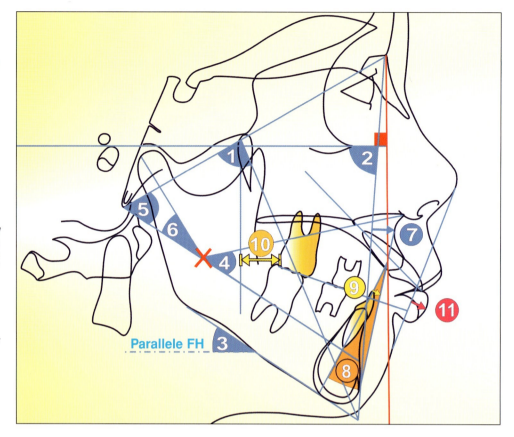

Abb. 4-24
Analyse der skelettalen Strukturen
1. Facial Axis Angle: Der Winkel wird durch die Linie Basion-Nasion und Facial Axis gebildet und nach hinten unten gemessen. Er bewertet die vertikale Position des Unterkiefers und den Rotationstyp. Die Norm liegt bei 90° ± 3° ohne Veränderung durch das Wachstum, kann aber therapeutisch verändert werden. Größere Werte lassen ein brachyfaziales Wachstum vermuten, kleinere Werte ein dolichofaziales Wachstum.
2. Facial Plane Angle, der durch die Frankfurter Horizontale und Facial Plane gebildet wird, gibt die sagittale Position des Kinns an. Die Norm liegt bei 87° ± 3° in einem Alter von 9 Jahren. Danach vergrößert er sich um 1° alle 3 Jahre während des Wachstums. Werte über 90° bedeuten eine zu mesiale Position des Unterkiefers, Werte unter 84° eine zu distale Position (jeweils im Verhältnis zur Frankfurter Horizontale).
3. Der Schnittpunkt der Mandibularebene nach Downs mit einer Parallele zur Frankfurter Horizontale (FH) ergibt den Mandibular Plane Angle. Der Durchschnitt von 26° ± 4° verringert sich um 1° alle 3 Jahre während des Wachstums. Er ist ein Indikator für vertikale Gesichtsparameter; bei großen Werten weist er auf eine dolichofaziale, bei geringen Werten auf eine brachyfaziale Tendenz hin.
4. Lower Face Height Angle (Spa-Xi-Pm): Die Schenkel sind die Strecke von der Spina nasalis anterior zum Punkt Xi und die Achse des Unterkieferkörpers (Xi-Pm). Der Sollwert wird individuell mit der Formel 58 − 0,2 x (Facial axis − Mandibular Plane) als Funktion des Gesichtstyps ermittelt. Er kann aus Tabellen, die die Berechnung vereinfachen, abgeleitet werden. Der Winkel ist während der Entwicklung stabil, aber therapeutisch beeinflussbar. Hohe Werte stehen für dolichofaziale, niedrige Werte für brachyfaziale Typen. Bei mesofazialen Typen (Facial axis: 90°, Mandibular Plane: 26°) liegt er um 45° ± 2,5°.
5. Der Schnittpunkt der Nasion-Basion-Linie mit der Verlängerung der PM-Xi-Linie bildet den Total Face Height Angle, dessen Durchschnitt bei 60° ± 3° liegt. Bei Werten über 63° tendiert die Gesichtshöhe zur Zunahme und weist auf einen dolichofazialen Typ hin. Bei weniger als 57° liegt eine Tendenz zu einem niedrigen Gesicht, also brachyfazialen Typ vor.
6. Mandibular Arch Angle ist ein Zusatzwinkel zwischen der Kondylarachse und der Achse des Unterkieferkörpers bei einer Norm von 26° ± 4°. Er steigt um 0,5° pro Jahr während des Wachstums. Hohe Werte zeigen an, dass die Mandibula nach anterior rotiert, niedrige Werte weisen auf eine Rotation in posteriorer Richtung hin.
7. Convexity ist der Abstand in mm* vom A-Punkt zu Facial Pane, mit einem Durchschnittswert von 2 ± 2 mm. Im Wachstum wird der Wert alle 3 Jahre um 1 mm geringer. Ein hoher bzw. positiverer (+) Wert zeigt eine maxilläre Prognathie an; ein kleiner bzw. negativerer (−) Wert lässt durch die vorliegende maxilläre Retrognathie eine Entwicklung in eine skelettale Klasse III vermuten.
  • Rote Linie: McNamara-Linie, als nützliche Ergänzung zur Ricketts-Analyse
  Zur Konstruktion wird eine Linie vom Nasion im rechten Winkel zur Frankfurter Horizontale gezogen. Da das maxilläre Wachstum unter anderem auch eine Funktion des Wachstums der Schädelbasis ist, sollte der A-Punkt idealerweise auf dieser Linie liegen mit einer Abweichung von ± 2 mm. Der Unterkiefer beginnt sein intensives Wachstum später. Darum sollte zum Zeitpunkt einer Frühbehandlung das Pogonion hinter dieser Linie (−8 ± 2 mm) lokalisiert sein. Bei Wachstumsende kommt das Pogonion auf oder in der Nähe der McNamara-Linie zu liegen.

Analyse der Dentition und des Profils
8. Die Position der unteren Schneidezähne wird durch den Abstand der Schneidekante zur Linie A-Pog definiert. Die Norm beträgt 1 ± 2 mm. Befindet sich die untere Schneidekante mehr als 3 mm vor der Linie A-Pog, stehen die unteren Schneidezähne in Anteposition, bei mehr als 1 mm dahinter stehen sie in Retroposition.
9. Die Inklination des unteren Schneidezahnes ist der Winkel der longitudinalen Schneidezahnachse mit der Linie A-Pog. Die Norm ist 22° ± 4° und gibt die Neigung der unteren Schneidezähne an.
10. Die Position der ersten bleibenden Molaren ist durch den Abstand der distalen Zahnflächen zu Pterygoid-Vertikale ausgedrückt (in mm). Bis zum Ende des Wachstums wird die Norm über das Alter des Patienten zum Zeitpunkt der Analyse plus 3 mm (mit einer Schwankung von ± 2 mm) errechnet. Bei Werten über der Norm kann von einer erfolgreichen Distalisierung der Molaren ausgegangen werden. Bei Werten nahe der Norm ist nur mit einer begrenzt möglichen Distalisation zu planen.
11. Die Lage der Unterlippe, in mm (+) oder (−), wird durch den Abstand des vordersten Punktes der Unterlippe zur Esthetic Line beschrieben. Der Sollwert liegt bei −2 ± 2 mm. Im Laufe des Wachstums verliert das Profil an Konvexität.
* Definitionsgemäß werden Strecken als positiv (+) bezeichnet, wenn der Messpunkt vor der Referenzlinie liegt und als negativ (−), wenn der Messpunkt dahinter liegt.

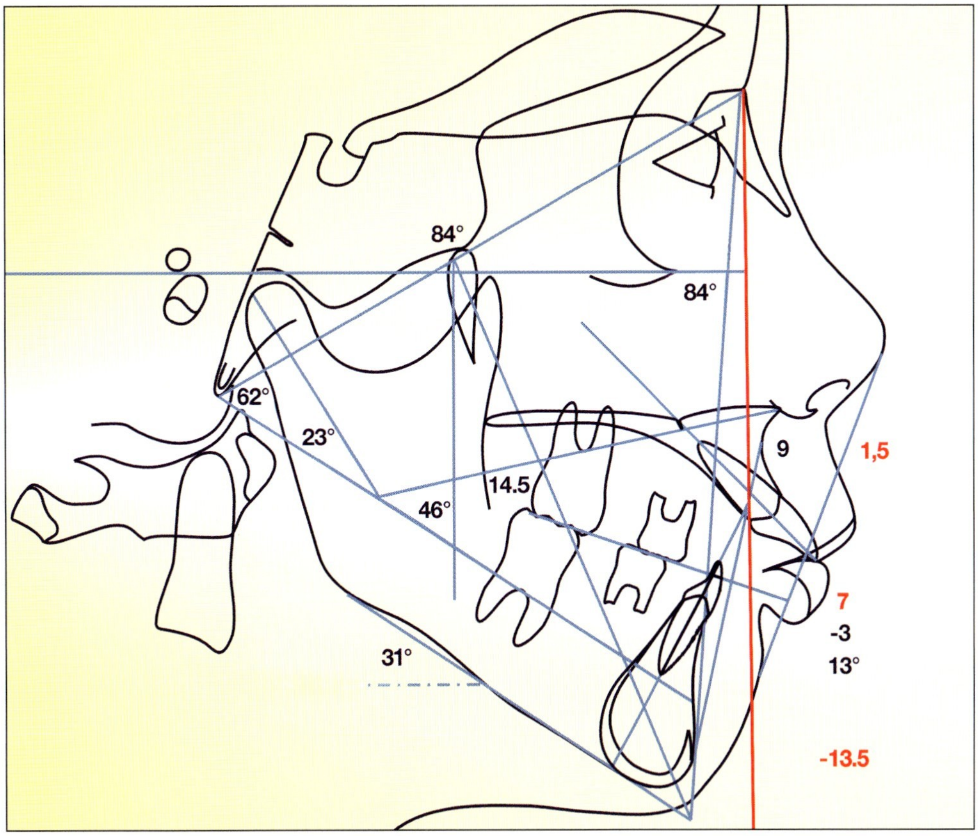

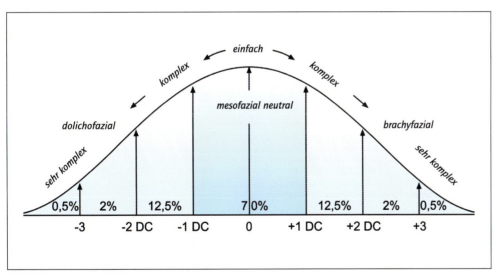

Abb. 4-25a *Kephalometrische Analyse eines Mädchens im Alter von 8 Jahren und 5 Monaten (siehe Abb. 5-34)*

Abb. 4-25b *Beurteilung des Gesichtstyps (Normwerte) nach Ricketts et al. (1975). Der faziale Typ wird anhand der ersten 6 Faktoren der Analyse beurteilt (siehe Abb. 4-24). Die Verteilung der meso-, dolicho- und brachyfazialen Typen ist im Einklang mit einer normalen Gauß-Verteilungskurve. In die Spalten zwischen −1 SD und +1 SD fallen etwa 70% der Patienten. Diese Patienten, die als mesofazial eingestuft werden können, sprechen gut auf kieferorthopädische Korrekturen an und das Behandlungsergebnis kann als gut erwartet werden. Patienten, die in den Sektor bis +2 SD fallen, sind brachyfazial; deren Therapie wird sich als komplexer erweisen. Diejenigen über +2 SD im rechten Bereich der Skala sind stark brachyfaziale Typen und weisen im Regelfall gravierende Malokklusionen auf. Dolichofaziale und hyperdolichofaziale Patienten, die sich am linken Rand der Skala (−2 SD und mehr) befinden, stellen ebenso eine Risikogruppe dar.*

4 Diagnostik

| Nachname: _____ | Vorname: _____ | Alter: _8,5 Jahre_ |

1. Visuelle Analyse

Position im Kephalostat _____↗_____	Doppelkonturen _____	Qualität _____√_____
Halswirbelsäule _____√_____	Sinus _____	Nase _klein, aufgeworfen_
Supramentalfalte _deutlich und hoch_	Zungenbein _hoch_ _____	Zungenlage _____√_____
Luftwege _Tonsillen moderat hypertroph_	Dentition _____√_____	

2. 11 Faktoren

Kinn	Soll (9 J.)	Veränderung	Soll (8.5 J)	SD	Patient	dolicho-fazial	meso-fazial	brachy-fazial
1. Facial Axis Angle (FAA)	90°	0°	90°	± 3°	84°	**		
2. Facial Angle	87°	+1°/3y	87°	± 3°	84°		*	
3. Mandibular Plane Angle (MPA)	26°	−1°/3y	26°	± 4°	31°	*		
4. Lower Face Height	individuell*	0°	48°	± 2,5°	46°			*
5. Total Face Height	60°	0°	60°	± 3°	62°		*	
6. Mandibular Arch Angle	26°	+0,5°/y	26,5°	± 4°	23°		*	
* 58−0.2 x (FAA-MPA)				Total:		3	3	1

A-Punkt								
1. Convexity	+2 mm	−1,0 mm/3y	+2 mm	±2 mm	9 mm			
Dentition								
2. 1 zu A-Pog in mm	+1 mm	0 mm	+1 mm	±2 mm	−3 mm	R < O > P		
3. 1 zu A-Pog in °	22°	0°	22°	±4°	13°	R < O > P		
4. 6/PTV	12 mm	Alter + 3 mm	11,5 mm	±2 mm	14,5 mm	R < O > P		
5. McHorris-Winkel		80° < 90° > 100°			90°	R < O > P		
6. Unterlippe	−2 mm	−0,2 mm/y	−2 mm	±2 mm	7 mm	R < O > P		

R: retro; O: neutral; P: pro

3. McNamara-Linie

A-Punkt: +1.5 mm
Pog: −13.5 mm

	9 y	12 y	15 y	18 y
♂	−8 mm	−5 mm	−2 mm	−
♀	−6 mm	−4 mm	−2 mm	0 mm

nach R.M. Ricketts, C. Gugino

Abb. 4-25c Kephalometrischer Befund der Patientin aus Abb. 4-25a (Formblatt nach Ricketts und Gugino)

Schlussfolgerungen:
- Klasse II/1 bei mesofazialem Gesichtstyp mit leichter Tendenz Richtung dolichofazial
- dezente posteriore Rotation der Mandibula
- Maxilla mit protrudiertem Alveolarfortsatz
- unterentwickelte Mandibula

Behandlungsplan:
- Transversale Erweiterung des Oberkiefers mit einer Quadhelix
- im Unterkiefer Utility-Bogen zur Intrusion und leichten Protrusion der Schneidezähne
- Aktivator nach Lautrou
- im bleibenden Gebiss Ausformung mit festsitzender Multibracket-Apparatur

Die Ricketts-Analyse ist dynamisch und öffnet die Türen zu einem weiten Verständnis der Diagnose. Kieferorthopäden sollten keine Sklaven von statischen Normwerten werden, indem sie starren Wegen und damit Missinterpretationen folgen. Die Kephalometrie ist keine „exakte Wissenschaft". Wir sollten vergegenwärtigen, dass die Kephalometrie, wie Louis Muller es bezeichnet hat, „ein guter Diener, aber ein schlechter Lehrmeister" ist.

Therapie

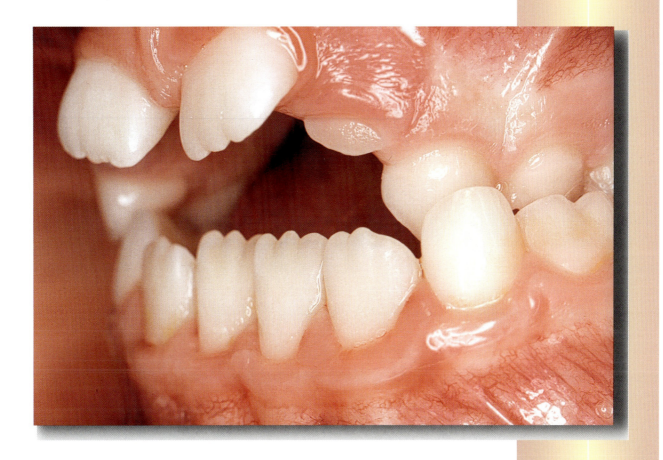

Die Auswahl der therapeutischen Mittel stellt nichts anderes als den letzten Schritt in einer abgeschlossenen diagnostischen Kaskade dar, die von der klinischen Untersuchung, über die Foto- und Modell-Analyse bis zur Auswertung der Röntgenunterlagen führt. Der vollständige Ablauf bis zum Gesamtbefund ist in Abb. 5-1 grafisch zusammengefasst.

Die Konstruktion und Handhabung der in diesem Kapitel vorgestellten Behandlungsgeräte werden in Kapitel 6 näher beschrieben.

Konzepte zur Wachstumsfreigabe

> Darunter verstehen sich alle Maßnahmen zur Beseitigung von Restriktionen und Blockaden – sowohl mechanischer als auch funktioneller Natur –, die auf Ober- oder Unterkiefer einwirken.

Die Ziele sind:

- Ausschaltung okklusaler Frühkontakte
  Da der Oberkiefer als funktionelle Leitschiene für den Unterkiefer fungiert, liegt der Ansatz in der Harmonisierung maxillärer Strukturen: Korrektur rotierter Molaren und frontale oder transversale Erweiterung des Oberkiefers.
- Entlastung des Kiefergelenks, so dass sich das kondyläre Wachstumspotenzial in vollem Umfang entwickeln kann
- Ausgleich funktioneller Dyskinesien (im Schluckmuster und bei der Atmung; Muskelfehlfunktionen und Dysbalancen in der Körperhaltung)
- Formung eines physiologischen Zungenraumes als Voraussetzung für myofunktionelles Training (Änderung des Schluckmusters)
- Expansion der Prämaxilla mit Erhalt regelrechter intercaniner Dimensionen und positiven Effekten auf die Nasenatmung und das orofaziale Funktionsspiel (Talmant, 1982)

Prinzipien der Wachstumsfreigabe
- individuelle Diagnosestellung und früher Therapiebeginn
- Normalisierung der Funktionsmuster
- Behandlung der Transversalen und Vertikalen als erste Maßnahmen
- Bewegung der Zähne in die „Neutrale Zone"
- Harmonisierung der Kondylus-Fossa-Relation mit artikulärem Gleichgewicht für physiologische Gelenkfunktionen
- Einstellung einer ungestörten Okklusion und Artikulation
- Annäherung der Praxisphilosophie an ein umfassendes medizinisches Gesamtkonzept

Generelle Anomalien

(ohne Bezug zur vorhandenen Bisslage)

Es werden alle Anomalien besprochen, die generell und ohne Zusammenhang mit der vorhandenen Bisslage auftreten können. Darunter fallen vertikale, transversale und dentale Abweichungen.

5 Therapie

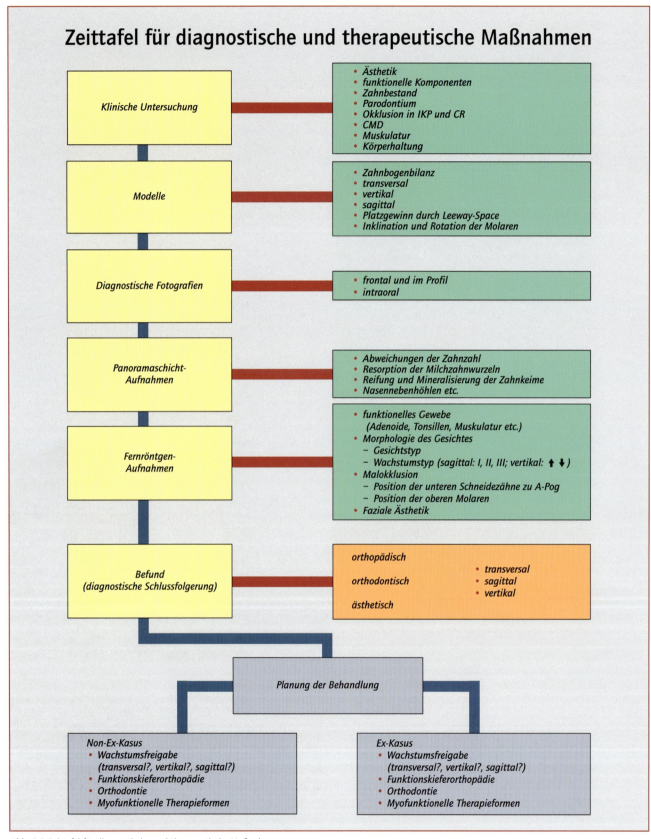

Abb. 5-1 Zeittafel für diagnostische und therapeutische Maßnahmen

Zahnzahl und Zahnstellung

Zahnunterzahl

Eine Zahnunterzahl ist im Milchgebiss selten. Meist sind die oberen Schneidezähne betroffen, gefolgt vom unteren frontalen Bereich. Bei fehlenden Milchzähnen sind gewöhnlich auch die entsprechenden permanenten Zähne nicht angelegt.

Fehlen sowohl die seitlichen Milchschneidezähne als auch ihre Nachfolger, ist das Risiko zur Entwicklung einer dentalen Klasse III erhöht. Die Behandlung setzt in der Ruhephase des Wechselgebisses an. Das Lückenmanagement wird individuell bestimmt und sieht eine Öffnung mit anschließender prothetischer Versorgung oder einen Schluss der Zahnreihe vor.

Zahnüberzahl

Überzählige Zähne finden sich im Milchgebiss kaum und müssen aus therapeutischen Gründen nicht entfernt werden.

Im Wechselgebiss finden sich überzählige Zähne meist im Frontbereich, wobei sie eine Mittellinienverschiebung verursachen. Die Entfernung sollte so früh wie möglich erfolgen.

Impaktierte Zähne

Impaktionen sind im Milchgebiss äußerst selten.

Im Wechselgebiss kann ein überzähliger Zahn für die Retention eines Permanenten verantwortlich sein. Die Diagnose erfolgt radiologisch. Nach Entfernung des überzähligen Zahnes ist im Anschluss oftmals eine kieferorthopädische Einordnung des retinierten Zahnes erforderlich.

Ankylose von Milchzähnen

Milchmolaren müssen als ankylosiert betrachtet werden, wenn sie die Okklusionsebene unterschreiten. Abweichungen von bis zu mehreren Millimetern oder eine allmähliche Umscheidung durch den umgebenden Knochen sind möglich.

Ankylosierte Milchmolaren werden den Durchbruch der Nachfolger behindern, wodurch diese als unmittelbare Folge ebenfalls ankylosieren oder ektopisch durchbrechen können.

Die oberen zweiten Milchmolaren sind am häufigsten betroffen, gefolgt von den zweiten Milchmolaren im Unterkiefer, danach die ersten Milchmolaren des Oberkiefers und diejenigen des Unterkiefers.

Die Diagnose wird klinisch und radiologisch gestellt. Durch eine zu innige Verankerung der ankylosierten Wurzeln im Knochen können Probleme bei der chirurgischen Entfernung entstehen.

Ektopischer Zahndurchbruch im Wechselgebiss

Ein Zahn gilt als ektopisch, wenn er nicht in seine vorgesehene Position in den Zahnbogen durchbricht.

Ein ektopischer Durchbruch ist häufig nach einem Milchzahntrauma zu beobachten. Ursächlich sind:

- traumatisch bedingter vorzeitiger Milchzahnverlust und anschließender Raummangel für den nachfolgenden Zahn
- Übertragung der traumatischen Einwirkung auf den Keim des entsprechenden permanenten Zahnes
- posttraumatische Pulpanekrose des betroffenen Milchzahnes, die sich auf die physiologische Wurzelresorption auswirkt, eine längere Persistenz des Milchzahnes bedingt und den Nachfolger ektopisch durchbrechen lassen kann

Traumata können sich auch als Strukturschädigung auf den permanenten Zahn auswirken:

- Schmelzdefekte bei einem Trauma um das erste Lebensjahr
- Formabweichung und Krümmung von Krone oder Wurzel bei Schädigung in einem Alter von etwa drei bis vier Jahren

Genauso können Odontome die Durchbruchsrichtung verlegen. Ein falscher Durchbruchsweg kann zu Deformationen der Wurzel führen, sollte die Wurzel während des Durchbruchs in Kontakt mit dem harten kortikalen Knochen des Gaumens, der medianen Gaumennaht oder dem Kieferhöhlensinus geraten.

Die Behandlung sieht
- den Platzerhalt bei vorzeitigem traumatischem Milchzahnverlust,
- eine rechtzeitige Extraktion von devitalen oder persistierenden Milchzähnen oder
- die chirurgische Entfernung des Odontoms vor.

Engstand

Frontale Engstände im Milchgebiss garantieren so gut wie sicher auch einen Engstand im bleibenden Gebiss.

Im Wechselgebiss wird zwischen primärem und sekundärem Engstand unterschieden.

Der primäre Engstand ist hereditär und beruht auf einem Missverhältnis von Zahn- zu Kiefergröße.

Sekundärer Engstand entsteht durch Lingualkippung der unteren Schneidezähne als Folge orofazialer Dyskinesien (Daumenlutschen oder Einlagerung der Unterlippe), durch vorzeitigen Milchzahnverlust oder durch tief zerstörte Milchzähne, die ihre Raumfunktion nicht mehr wahren konnten.

Primärer Engstand

Ist die Größe des Zahnbogens ungleich der Summe der mesiodistalen Breiten aller permanenten Zähne, liegt ein Missverhältnis zwischen Zahn- und Kiefergröße vor. Bei unzureichendem Platzangebot spricht man von einer „relativen Makrodontie", bei Platzüberschuss und folglicher lückiger Zahnstellung von einer „relativen Mikrodontie".

Frühe Diagnostik

Es besteht keine Korrelation zwischen der Größe der Milchzähne und der nachfolgenden bleibenden Zähne. In der Regel brechen die bleibenden Zähne bei physiologischer Lückenbildung des Milchgebisses harmonischer durch als bei engen Raumverhältnissen.

Es lassen sich einige Warnhinweise für einen zukünftigen Engstand definieren, die sich schon im Wechselgebiss abzeichnen:

- bialveoläre Protrusion: Protrusion beider Zahnbögen ohne dentale Engstände
- beginnender frontaler Engstand mit Lingualkippung der unteren Schneidezähne oder Labialkippung der oberen Schneidezähne als Folge eines mesialen Durchbruchsweges der bleibenden Eckzähne
- kleine Milcheckzähne und -molaren
- vorzeitiger Verlust eines Milcheckzahnes, dessen Wurzel durch den Durchbruch des bleibenden seitlichen Schneidezahnes resorbiert wurde. Die Mittellinie wird sich in Richtung des vorübergehenden Platzangebotes verschieben,
- vorzeitiger Verlust beider Milcheckzähne im Unterkiefer: Die Schneidezähne werden sich dann sehr steil ausrichten (unter Vergrößerung der sagittalen und vertikalen Frontzahnstufen)
- Gingivarezessionen, die den am weitesten labial stehenden unteren Schneidezahn betreffen
- verstärkte subgingivale Aufwölbung durch den durchbrechenden Eckzahn; verursacht durch Platzdefizite im lateralen Zahnbogen
- Verlust der zweiten Milchmolaren und Durchbruch der Sechsjahresmolaren im Mesialstand (Hinweis für eine unterdurchschnittliche Entwicklung der Tuberbereiche)
- Bolton-Diskrepanz in den Zahnbreiten oder untypische Zahnformen
- **Kephalometrischer Befund:**
    - verkürzte Oberkieferlänge
    - untere Eckzahnkeime in den Bereich der Symphyse projiziert
    - labiale Inklination der Schneidezähne
- Befund aus dem **Orthopantomogramm**:
    - Resorption mehrerer Milchzahnwurzeln durch den Durchbruch eines einzelnen permanenten Zahnes
    - fächerfömige Anordnung der Frontzähne (Quintero-Zeichen)
    - Mesiallage der oberen Eckzahnkeime
    - radiologische Überlagerung benachbarter Zahnkronen
    - Retention oder atypische Lage der Eckzähne oder Prämolaren
    - unterminierende Resorption des zweiten Milchmolaren durch den durchbrechenden Sechsjahresmolaren
    - vertikale (treppenartige) Anordnung der oberen Molarenkeime
    - ausgeprägte Spee-Kurve
    - mesiodistale Breite der noch nicht durchgebrochenen Prämolaren identisch oder größer als die Breite der Milchmolaren

Nach der Beurteilung der klinischen und radiologischen Befunde folgt die Vermessung der Modelle zur Ermittlung des Platzangebotes für den Durchbruch der permanenten Zähne:

- Messung des **verfügbaren** Platzes über die Methode nach Nance (Abb. 5-2)
- Errechnung des **benötigten** Platzes über Sollwert-Tabellen (Abb. 5-3)

> In der Platzbilanz, die positiv oder negativ sein kann, wird die Differenz zwischen dem zukünftig benötigten und dem momentan verfügbaren Platz errechnet.

5 Therapie

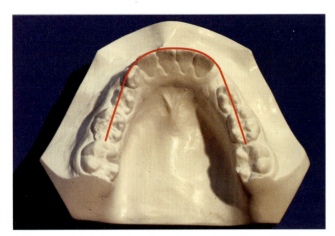

Abb. 5-2 Der Zahnbogenumfang (in mm) wird anhand eines gedanklichen Bogens errechnet, der unter Umgehung individueller Abweichungen beidseits der mesialen Approximalkontakte der Sechsjahresmolaren über die frontalen Schneidekanten führt. Dazu wird einfach ein dünner Kupferdraht unter Markierung der Endpunkte entlang dieser Strecke ausgelegt und dann an einem Lineal ausgebreitet. Die Werte werden in die Karteikarte eingetragen.

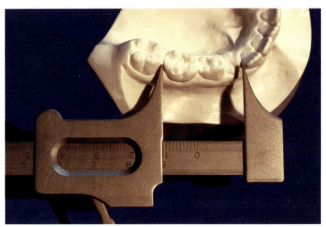

Abb. 5-3 Modellvermessung im Wechselgebiss. Die mesiodistalen Breiten der vier unteren Schneidezähne und die Stützzonen (siehe Bild) werden mit einer Schieblehre abgemessen. Unter Verwendung statistischer Sollwert-Tabellen kann auf den voraussichtlichen Platzbedarf der bleibenden Eckzähne und Prämolaren geschlossen werden. Bezugsgröße ist der aus der Breitensumme der vier Inzisivi errechnete SI UK (Hixon und Oldfather, 1958; Moorrees, 1959; Moyers, 1988).

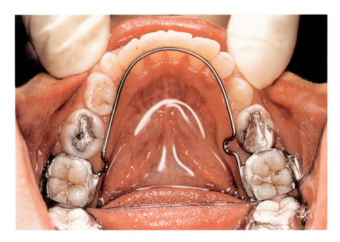

Abb. 5-4 Passiver Lingualbogen, der den lingualen Flächen der Frontzähne anliegend zu den bleibenden Molaren verläuft

Differentialdiagnostisch sollte eine vorübergehende Disharmonie zwischen dem Knochenalter und dem Zahnalter einbezogen werden. Der vorzeitige Zahndurchbruch von bleibenden Zähnen (bei gleichzeitig geringem Wachstum) kann einen temporären Engstand auslösen, der sich durch später vermehrt einsetzendes Wachstum eventuell wieder ausgleicht. Weiter fließen aufgewanderte Molaren, Lageabweichungen im Schlussbiss, transversale Defizite und die Inklination der Frontzähne ein.

⇨ Behandlung eines Platzmangels von bis zu 4 mm

Das verfügbare Platzangebot muss mit Bedacht gesichert werden – unter Einbeziehung jeglicher präventiver Maßnahmen, wie kariöse Läsionen so schnell wie möglich zu versorgen und eingebrochene Stützzonen zu restaurieren. Extraktionen sind kontraindiziert.

Zur Korrektur dezenter frontaler Engstände im Unterkiefer reicht der Leeway-Space aus (gesamt etwa 4 mm).

Zur Sicherung der Platzverhältnisse bis zum Wechsel der zweiten Milchmolaren kann ein passiver Lingualbogen, der in Kontakt zu den frontalen Lingualflächen verläuft, eingesetzt werden (Abb. 5-4).

Bei entsprechender Indikation ist auch eine approximale Schmelzreduktion im Frontbereich möglich („Stripping") (Abb. 5-5).

Bei Planung mit einem Lingualbogen muss im Vorfeld die Postlaktalebene bewertet werden:

- **Gerade Postlaktalebene.** Die Nutzung des gesicherten beidseitigen Leeway-Space von etwa 4 mm wird ausreichend Platz für die Einordnung der Front- und Eckzähne schaffen. Der Lingualbogen hält hierbei die Sechsjahresmolaren in ihrer Position und verhindert ihre physiologische Drift nach mesial. Da die verankerten Molaren nicht von selbst in eine neutrale Verzahnung nach mesial wandern können, kann zur Einstellung der Okklusion eine ausgleichende Distalisierung der oberen Molaren notwendig werden.
- **Endet die Postlaktalebene mit einer distalen Stufe**, bedeutet eine Verankerung der unteren Sechsjahresmolaren, dass eine Klasse-II-Verzahnung resultieren wird. Wie bereits erwähnt, müssten die oberen Molaren distalisiert werden – hier unter der Voraussetzung, dass die Möglichkeit einer umfangreicheren Distalisierung gegeben ist. Eine Einschätzung lässt sich durch den Abstand der Molaren zu Pterygoid-Vertikale treffen.
- Bei **mesialer Stufe** werden die oberen Molaren in eine neutrale Verzahnung durchbrechen.

⇨ **Behandlung eines Platzmangels von 4 bis zu 7 mm**

In diesen Fällen ist über eine Reduzierung der Zahnzahl nachzudenken. Die Entscheidung basiert auf einer bedachten Auswertung der diagnostischen Unterlagen unter besonderer Einbeziehung funktioneller Parameter.

- **Kephalometrische Auswertung:**
  - Bestimmung des Gesichtstyps
  - Position der unteren Schneidezähne in Bezug zur Linie A–Pogonion
  - Ein regelrechter Wert liegt bei etwa 1 mm. Bei brachyfazialen Gesichtstypen kann er auf 3 bis 4 mm ansteigen.
  - Position der oberen Molaren zu Pterygoid-Vertikale

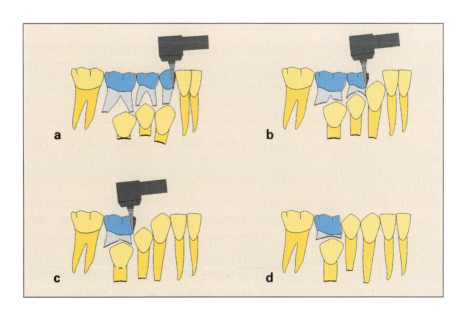

Abb. 5-5 Approximale Schmelzreduktion (nach van der Linden, 1990).
a Bei frontalen Engständen wird an den Mesialflächen der Milcheckzähne Substanz abgetragen, um den benötigten Platz für die Einstellung der Schneidezähne zu gewinnen.
b Bei Platzmangel für den Durchbruch des Eckzahnes ist die Mesialfläche des ersten Milchmolaren zu reduzieren, so dass sich der bleibende Eckzahn in den Zahnbogen einordnen kann.
c Bei Platzmangel für den Durchbruch des ersten Prämolaren wird die Mesialfläche des zweiten Milchmolaren beschliffen, um dem ersten Prämolaren seinen Durchbruchsweg zu ermöglichen.
d Der zweite Prämolar kann korrekt in den noch gesicherten Leeway-Space durchbrechen.

5 Therapie

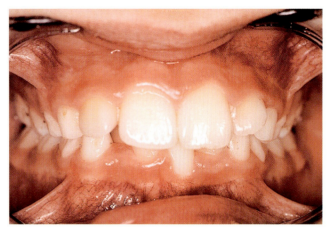

Abb. 5-6a *Transversal eingeengter Oberkiefer und frontale Engstände in beiden Kiefern*

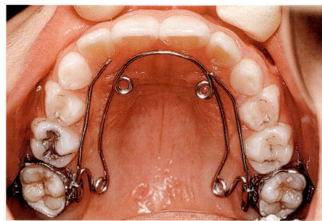

Abb. 5-6b *Quadhelix zur Konturierung des Oberkiefers*

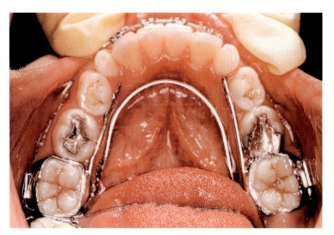

Abb. 5-6c *Bihelix für den unteren Zahnbogen*

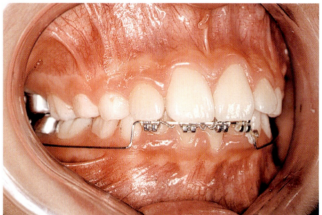

Abb. 5-6d *Artistische Einstellung der unteren Schneidezähne mit einem Utility-Bogen. Im Anschluss wurde ein lingualer Einzelzahnretainer geklebt. Es mussten keine permanenten Zähne entfernt werden. Je früher die Behandlung erfolgt, desto stabilere dentale, parodontale und neuromuskuläre Ergebnisse werden zu erreichen sein.*

- Die Norm (in Millimetern angeben) wird aus dem Alter des Patienten plus 3 mm (± 2) errechnet. Bei größeren Werten ist eine ausreichende Distalisierung der oberen Molaren umsetzbar (siehe Abb. 4-24).
- Die **Modell-Analyse** entscheidet, ob für den Platzgewinn eine Expansion des Zahnbogens oder eine Distalisation sinnvoll ist und auch ausreicht.

Der **Raumgewinn durch Expansion** erfolgt über orthodontische, funktionskieferorthopädische oder vorwiegend orthopädische Maßnahmen:

- **Orthodontische Maßnahmen**
  - **im oberen Zahnbogen** eine Quadhelix (Abb. 5-6b), eine Crozat-Quadhelix (Abb. 5-7b) oder eine herausnehmbare Dehnplatte (siehe Kapitel 6)
  - **im unteren Zahnbogen** eine Bihelix (Abb. 5-6c); bei notwendiger Protrusion der Schneidezähne eine Crozat-Bihelix (Abb. 5-8) oder ein Utility-Bogen (Abb. 5-9)

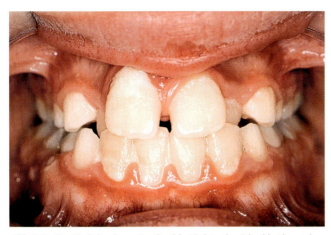

Abb. 5-7a *Engstände im oberen Frontbereich. Die lateralen Schneidezähne stehen im Kreuzbiss verschlüsselt.*

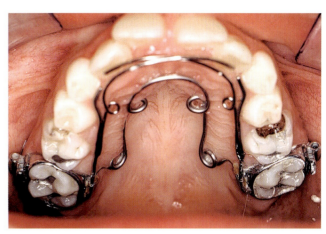

Abb. 5-7b *Crozat-Quadhelix mit Protrusionsfedern gegen die lateralen Schneidezähne*

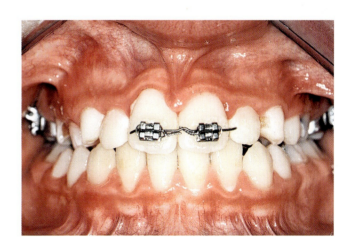

Abb. 5-7c *Teilbogen zum Schluss des Diastemas. Der Lückenschluss erfolgte über elastische Module.*

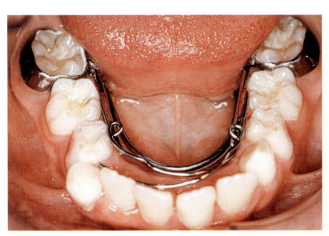

Abb. 5-8a *Crozat-Bihelix im Unterkiefer*

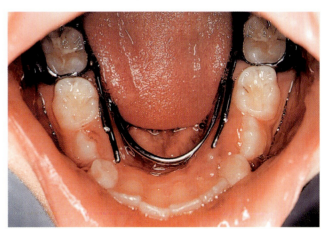

Abb. 5-8b *Ergebnis am Ende der aktiven Phase*

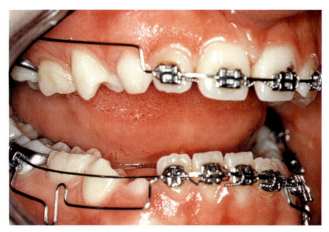
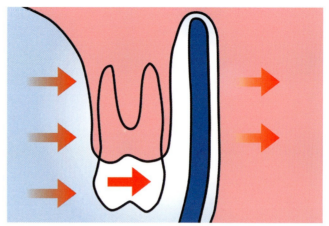

Abb. 5-9 *Der Utility-Bogen stellt die unteren Frontzähne durch Protrusion und Auflösung der Engstände orthoaxial ein und schafft Platz für den Durchbruch der bleibenden Eckzähne.*

Abb. 5-10 *Fränkel-Effekt: Eine Erweiterung des Zahnbogens wird ohne aktive Zahnbewegung erreicht. Die bukkalen Schilde halten die Wangen ab und heben deren Einfluss auf die intraoralen Strukturen auf (siehe auch Abb. 5-33b).*

- **Funktioneller Ansatz**
  - Funktionskieferorthopädische Apparaturen
    Der Funktionsregler nach Fränkel (Abb. 5-10, siehe auch Abb. 5-33b) hält durch seine Pelotten und Schilde die über die Lippen und Wangen einwirkenden Kräfte ab und gibt der Zunge die Möglichkeit zurück, ihre expansive Wirkung auf die Kiefer zu entfalten. In physiologischer Muskelfunktion führt der Zungendruck auf natürliche Weise zu einem Raumgewinn von 4 bis 5 mm im Zahnbogen.
- **Orthopädische Maßnahmen**
  - Forcierte Gaumennahterweiterung (siehe Kapitel 6)
    Diese Geräte erweitern bei täglicher Aktivierung den oberen Zahnbogen um bis zu 11 mm.
  - Quadhelix mit integriertem bukkalen Wurzel-Torque (orthopädische Wirkung bei sehr jungen Kindern)

⇨ **Behandlung eines Platzmangels über 7 mm**

Falls nach Erwägung aller Möglichkeiten der für die Einordnung benötigte Platz nur über die Extraktion bleibender Zähne geschaffen werden kann, bieten sich zwei Wege:

- Die Behandlung wird unter Aufklärung über eine nötige Reduzierung der Zahnzahl erst **im bleibenden Gebiss** durchgeführt. Hier muss jede Maßnahme, die einen Raumgewinn impliziert, unterlassen werden. Nur bei frontalem oder lateralem Kreuzbiss und Vorliegen eines Zwangsbisses ist eine Vorbehandlung trotz folgender Extraktionstherapie angezeigt.
- Die Behandlung wird **im Wechselgebiss** begonnen, unter Durchführung von Serienextraktionen nach folgenden Gesichtspunkten:
  - Die Entfernung von Milchzähnen, deren Resorption kaum fortgeschritten ist, führt zu einer Durchbruchsverzögerung der entsprechenden Nachfolger.
  - Die Entfernung von Milchzähnen, deren Wurzeln über die Hälfte resorbiert sind, wird den Durchbruch der Nachfolger beschleunigen.
    - ⇨ Zielsetzung ist, den Durchbruch der ersten Prämolaren zu forcieren und diese vor dem Durchbruch der Eckzähne zu extrahieren.
  - Die apparative Phase zur Einstellung der Okklusion folgt, sobald alle übrigen Zähne vorhanden sind.

Die häufigste Abfolge einer Serienextraktion ist:

- Milcheckzähne (IIIer)
- Die Milcheckzähne sollten zu gleicher Zeit entfernt werden, um eine ungewollte Mittenabweichung zu verhindern.
- erste Milchmolaren (IVer)
- bleibende erste Prämolaren (4er)

Serienextraktionen sind nur unter eng umgrenzten Rahmenbedingungen indiziert:

- skelettal neutrale Relation mit gleichzeitig ausgeprägten Platzdefiziten
- Postlaktalebene mit mesialer Stufe, die eine spätere Klasse I ankündigt
- geringer Overjet und Overbite
- mesofaziale oder dolichofaziale Gesichtstypen
- Kinder in einem Alter von etwa acht Jahren

Die **Kontraindikationen** sind zahlreich:

- distale skelettale Relation
- mesiale skelettale Relation
- brachyfaziale Gesichtstypen
- geringgradige oder vorübergehende Platzdiskrepanzen
- Zahnunterzahl
- konvexes Profil oder bimaxilläre Rücklage (Verschlechterung des Profils)
- Fälle, die eine umfassende und sichere Verankerung benötigen
- Lingualinklination der unteren Schneidezähne
- tiefer Überbiss
- verringerter intercaniner Abstand
- **psychologische Aspekte und Angst vor Extraktionen**

Bei jeglichem Zweifel sollte nicht extrahiert werden, da dieser Schritt irreversibel ist.

Generell sind folgende Möglichkeiten zum Platzgewinn gegeben:

1. Kontrolle des A-Punktes mit einer Gesichtsmaske oder Klasse-III-Gummizügen
2. Erhalt des Leeway-Space, der pro Seite ca. 2 mm beträgt
3. Korrektur der Molarenstellung (Aufrichtung und Derotation) mit einem Platzgewinn von etwa 1 mm pro Seite
4. Expansion im Seitenzahnbereich im Hinblick auf die Ergebnisse der Modell-Analyse (siehe Kapitel 4)
5. Protrusion unterer Schneidezähne: 1 mm Protrusion führt zu 2 mm Platzgewinn
6. Approximale Schmelzreduktion
7. Extraktion von Prämolaren mit einem Platzgewinn von 7 mm pro entferntem Zahn (Situationen mit sehr starkem Platzmangel werden in der Phase des bleibenden Gebisses behandelt.)

Sekundärer Engstand

Der sekundäre Engstand bildet sich im Laufe des Zahnwechsels aus und tritt auf bei

- Verringerung des Zahnbogenumfanges,
- Kippung der unteren Schneidezähne nach lingual,
- Zahnwechsel in ungünstiger Reihenfolge.

Verringerungen des Zahnbogenumfanges entstehen durch approximale Karies oder vorzeitigen Zahnverlust im Milchgebiss: Es resultiert ein Engstand im Seitenzahnbereich. Der Platz, den die Milchmolaren durch ihren Bestand halten sollten, kann dabei teilweise oder ganz verloren gehen. Sobald den Sechsjahresmolaren die Möglichkeit geboten wird, nach mesial zu wandern, werden sie das Platzangebot nutzen.

Bei bereits erfolgtem Durchbruch der Sechsjahresmolaren muss sofort nach Verlust des zweiten Milchmolaren eine Sicherung der entstandenen Lücke durch eine der in Kapitel 6 beschriebenen Maßnahmen erfolgen:

- unilateraler Platzhalter, der die Lücke bis zur distalen Fläche des ersten Milchmolaren überbrückt
- bilateraler Platzhalter, der die Sechsjahresmolaren über einen Lingualbogen verbindet und sich an den Tubercula der Schneidezähne abstützt
- Nance-Bogen für den Platzerhalt im Oberkiefer

Wird der Lückenhalter nicht in zeitlicher Folge eingesetzt, so dass die bleibenden Molaren bereits nach mesial aufgewandert sind, kann der verlorene Platz nur noch apparativ zurückgewonnen werden.

Für den Raumgewinn im Unterkiefer bieten sich folgende Lösungen an (siehe auch Kapitel 6):

- Lipbumper (Abb. 5-11)
  Der Lippendruck, der auf die frontalen Anteile des Geräts einwirkt, überträgt seine distalisierende Wirkung auf die Molaren und schirmt ungewollte Kraftapplikationen auf die Schneidezähne ab.
- herausnehmbare Platte mit Schraube oder Feder zur Distalisierung
- Utility-Bogen, wenn therapeutisch auch eine Intrusion oder Protrusion der Schneidezähne gewünscht ist

Im Oberkiefer sind neben der herausnehmbaren Distalisierung folgende Geräte möglich (siehe auch Kapitel 6):

- Transpalatinalbogen (verlötet an den Molarenbändern oder abnehmbar durch Insertion in Palatinalschlösser)
  Bei entsprechender Aktivierung ist die einseitige Distalisierung eines Molaren möglich.
- Headgear
  Extraorale Kräfte bleiben eine nützliche Technik zur Distalisierung, benötigen aber eine gute Kooperation der jungen Patienten.

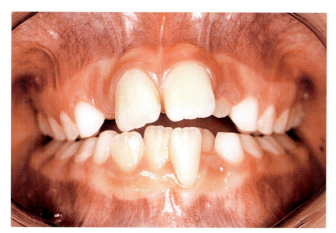

Abb. 5-11a Engstände im oberen und unteren Frontsegment

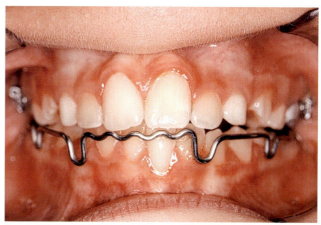

Abb. 5-11b Quadhelix zur Erweiterung des oberen Zahnbogens und Lipbumper nach Korn im Unterkiefer. Der Lipbumper hält die Lippen von der Übertragung komprimierender Kräfte gegen die Frontzähne ab. Der Zahnbogen kann sich nun „passiv", d. h. seinem Potenzial entsprechend, entfalten.

- Quadhelix, wenn zugleich eine Zahnbogenweitung nötig ist
  Bei korrekter Aktivierung wirkt diese Apparatur nicht nur expansiv, sondern lässt auch eine Distalisierung der Molaren zu.

Lingual gekippte Schneidezähne sind gewöhnlich die Folge funktioneller Ursachen:

- Daumen- und Fingerlutschen
- Lippensaugen
- gewohnheitsmäßige kappenartige Lagerung der Zunge über die unteren Schneidezähne

Behandlung

Der Lipbumper schirmt den Lippen- und Wangendruck auf die unteren Schneidezähne effektiv ab, lenkt die Kräfte therapeutisch um und überträgt sie auf die Zähne. Zur Korrektur der Lingualkippung kann zusätzlich und gleichzeitig eine Crozat-Apparatur eingegliedert werden.

Bei falscher Zungenlage sind zwei Geräte sinnvoll:

- Zungenhülle nach Bonnet
  Das Gerät regt die Zunge zu einer physiologischen Haltung durch gezielte Leitung gegen die palatinalen Gaumenfalten an.
- Funktionsregler nach Fränkel

Eine ungünstige Abfolge des Milchzahnwechsels kann zu einer Mittellinienverschiebung führen. Zur Diagnosesicherung muss genau zwischen einer alveolär oder skelettal bedingten Abweichung unterschieden werden.

Liegt die Ursache alleine im Zahnwechsel, resultiert ein dentales Problem. Bei vorzeitigem Verlust eines Milcheckzahnes wird als erste Maßnahme zur Mittenkorrektur oftmals die Entfernung des kontralateralen Milcheckzahnes im Sinne einer Ausgleichsextraktion angesehen. Dieses Vor-

5 Therapie

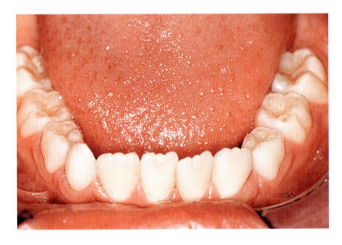

Abb. 5-12a Vorzeitiger Verlust des linken unteren Milchschneidezahnes und absoluter Raummangel für den Nachfolger. Die Entfernung des kontralateralen Milcheckzahnes wird als kompensatorische Maßnahme angesehen. Die weiterführende Therapie würde allerdings unter Extraktion von bleibenden Zähnen ablaufen. Ist die generelle Aussicht auf eine Lösung der Behandlungsaufgabe ohne Reduzierung der Zahnzahl gegeben, sollte der Rückgewinn des verlorenen Platzes in jedem Fall das Ziel sein.

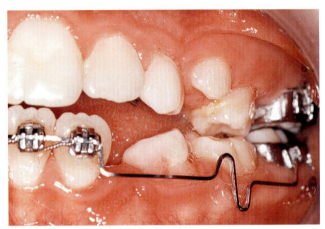

Abb. 5-12b Utility-Bogen zur Protrusion der unteren Schneidezähne

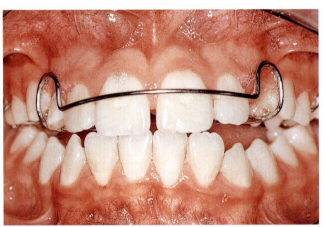

Abb. 5-12c Einordnung des linken unteren Eckzahnes und Korrektur der Mittellinie

gehen kann sich allerdings negativ auf die Platzbilanz auswirken und durch „reaktive" Aufrichtung der Schneidezähne zu einer Bissvertiefung beitragen.

In Fällen, die eine Extraktion bleibender Zähne wahrscheinlich machen, ist die Sicherung der Situation mit einem passiven Lingualbogen ausreichend (siehe auch Diskussion der Serienextraktion). Wenn Extraktionen nicht eingeplant sind, sollte der Platz mit einem einseitig aktivierten Utility-Bogen zurückgewonnen werden (Abb. 5-12).

Lückenbildung

Lückenbildungen sind im Milchgebiss physiologisch. Bei einem Platzüberschuss

- von 3 mm beträgt das Risiko eines späteren Engstandes 50%,
- bei 3 bis 6 mm Platzüberschuss etwa 20%
- und bei mehr als 6 mm ist die Ausbildung eines Engstandes kaum wahrscheinlich.

Im Wechselgebiss kommen längerfristige Lücken selten vor und erfordern eine genaue diagnostische Abklärung.

Lokalisierte Lückenbildung (Einzellücken)

Verantwortlich sind:

- fehlende Zähne
  z. B. kongenitale Nichtanlage der seitlichen oberen Schneidezähne
- Retention von bleibenden Zähnen
  Retentionen können durch Verlegung des Durchbruchswegs bedingt sein; beispielsweise durch Odontome, bevorzugt im oberen Schneidezahnbereich. Einzelzahnfilme und Panoramaschichtaufnahmen sind hier für die Diagnosestellung unabdingbar.
- Habits und Parafunktionen
  Lutsch-Habits können zur Protrusion und Lückenbildung im Frontbereich führen. Die Auswirkungen auf das Hart- und Weichgewebe variieren mit der Frequenz, Dauer und Intensität der Gewohnheit.
- Diastema mediale im Oberkiefer
  Bei einem mittigen Diastema besteht eine Wechselwirkung mit der Gaumennaht.
  Im Regelfall schließt sich das Diastema bei Durchbruch der seitlichen Schneide- und Eckzähne von alleine. Bei Persistenz ist meist das Lippenbändchen zu stark entwickelt. Inseriert das Lippenbändchen innerhalb der V-förmigen Sutur, sollte das hypertrophe Gewebe chirurgisch entfernt und im Anschluss die Lücke orthodontisch geschlossen werden.
  Differentialdiagnostisch muss geklärt sein, ob das Diastema durch eine Nichtanlage der seitlichen Scheidezähne oder morphologisch durch ein hypertrophes Lippenbändchen verursacht ist. Klinisch und radiologisch ist die Diagnose sicherzustellen.

Generalisierte Lückenbildung

Auslösend sind:

- ein Größenmissverhältnis zwischen Zahn- und Kiefergröße (Hypoplasie oder Mikrodontie, d. h., die Zähne sind zu schmal, um den vorhandenen Platz einzunehmen und aufzufüllen)
- Zungenfehlfunktionen
  Funktionelle Fehlabläufe der Zunge können zu einem offenen Biss mit lückiger Zahnstellung führen (siehe Abb. 4-5b). Die Therapie sieht in der Regel eine Korrektur der Zungenlage vor (z. B. mit der Zungenhülle nach Bonnet).
  Wird die Zunge durch ein zu kurzes, kräftiges Zungenbändchen in einer tiefen Lage gehalten, sind eine chirurgische Durchtrennung und anschließende myofunktionelle Übungen indiziert.

Alveoläre Protrusion und Lückenbildung

Habits wirken durch ihre innewohnende Potenz deformierend. Sie verändern anfangs nur den dentoalveolären Bereich, im Laufe der Zeit werden die skelettalen Strukturen einbezogen. Starkes Daumenlutschen wird auf Dauer die oberen Schneidezähne und Alveolarfortsätze zur Protrusion und die unteren Schneidezähne und ihr Stützgewebe zur Rückweichung bewegen. Fallabhängig führt dies zur Ausbildung eines offenen Bisses.

Die ersten therapeutischen Schritte sollten auf psychologischer Ebene anstelle von einschneidenden, als Strafe empfundenen Maßnahmen ablaufen. Schilde, Spikes und Gitter sollten am Anfang vermieden werden, damit dem innerlichen Stress der Kinder nicht noch äußerlich zugearbeitet wird. Bandagen um den Daumen oder ein am Pyjama vernähter Handschuh können bei manchen Patienten ausreichend sein – ohne zu großen emotionalen Schaden zu verursachen.

Ein Erfolg ist aber erst garantiert, wenn dem jungen Patienten vermittelt werden kann, dass die Unterlassung der Gewohnheit in seinem eigenen Interesse ist.

Nur wenn alle Versuche scheitern, sollte der Behandler zu „Zwangsmaßnahmen" greifen.

Bei einigen hartnäckigen Fällen, in denen kein Fortschritt zu verzeichnen ist, kann sich eine professionelle psychologische Betreuung als hilfreich erweisen.

Apparative Methoden

Im Milchgebiss und bei sehr jungen Kindern ist eine Mundvorhofplatte indiziert, um den Muskeltonus der Lippen zu verbessern und die Kinder von einem Einsaugen der Unterlippe abzuhalten. Die Mundvorhofplatte wird zwischen die Lippen und Frontzähne, wie in Abb. 5-13 dargestellt, eingesetzt.

Das Lutschen kann auch durch eine Quadhelix mit Zungengitter erschwert werden. Im Milchgebiss wird die Quadhelix an den zweiten Milchmolaren verankert.

Im Wechselgebiss kommen mehrere Geräte in Betracht:

- herausnehmbare Platten mit Zungengitter (Abb. 5-14)
- Quadhelix zur Derotation der Molaren und transversalen Erweiterung eines schmalen Oberkiefers
- Quadhelix mit Zungengitter (Abb. 5-15)
- Kontraktions-Utility-Bogen zur Retraktion protrudierter Frontzähne (Abb. 5-16)

> Bei zusätzlich falschem Schluckmuster sollte unterstützend zur Kieferorthopädie eine myofunktionelle Behandlung durchgeführt werden.

Offener Biss

Diese Befunde entstehen aus einer ungenügenden vertikalen Entwicklung des anterioren Alveolarfortsatzes.

Bei Betrachtung der Modelle in Okklusion ist nur eine Infraposition festzustellen. Die Schuldfrage muss am Einzelmodell beantwortet werden.

Ätiologisch kommen funktionelle (d. h. im eigentlichen Sinn mechanische) oder skelettale Komponenten in Frage.

Funktionell offener Biss

Funktionell offenen Bissen liegen meist mechanische Muster zugrunde, die von kontinuierlichen Fehlabläufen ausgeübt werden:

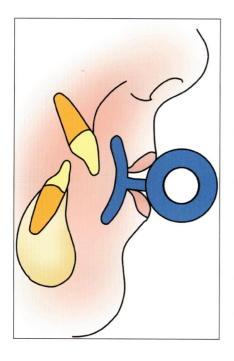

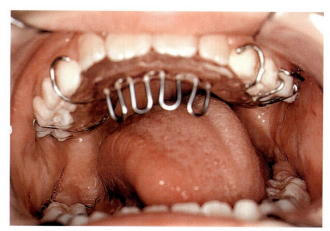

Abb. 5-13 *Mundvorhofplatten können in unterschiedlichen Designs angefertigt bzw. bezogen werden. Die einfache Form liegt als Schild zwischen den Lippen und den Frontzähnen. Die Ziele sind die Abstellung von Habits (Daumenlutschen oder Lippensaugen), die Abgewöhnung eines Schnullers und die Umerziehung zur Nasenatmung. Bei Kindern mit frontal offenem Biss (infolge Zungenpressen) ist eine Mundvorhofplatte mit Zungengitter indiziert.*

Abb. 5-14 *Herausnehmbare Platte mit Zungengitter. Vorteilhaft ist, dass der Zungendruck über die Platte auf alle Zähne umgeleitet wird. Große Nachteile sind, dass die Patienten frei wählen können, ob sie ihr Gerät kontinuierlich einsetzen, und eine gleichzeitige Myotherapie erschwert ist.*

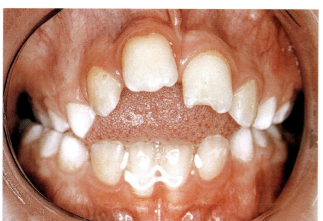

Abb. 5-15a *Ausgeprägt frontal offener Biss mit rechtsseitigem Kreuzbiss*

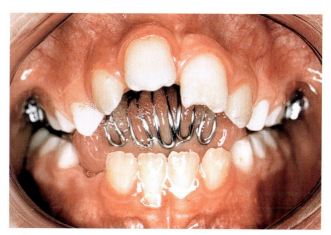

Abb. 5-15b *Die einzig zur Anwendung gekommene Apparatur war die hier gezeigte Quadhelix mit Zungengitter.*

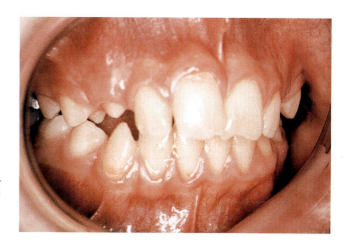

Abb. 5-15c *Der offene Biss und der Kreuzbiss wurden apparativ und myofunktionell korrigiert. Der entscheidende Vorteil dieses Gerätes ist, dass der Patient es nicht selbst herausnehmen kann. Der prinzipielle Nachteil besteht darin, dass die entstehenden Kräfte einzig auf die Ankerzähne weitergeleitet werden und sich dadurch ungewollte Zahnbewegungen ergeben können.*

5 Therapie

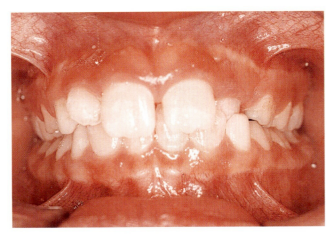

Abb. 5-16a *Diastema und alveoläre Protrusion*

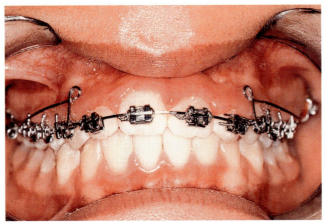

Abb. 5-16b *Kontraktions-Utility (Retrusion und Lückenschluss)*

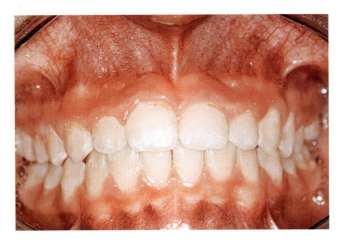

Abb. 5-16c *Endergebnis*

- Mundatmung
- tiefe Zungenlage
- pathologisches Schluckmuster
- Saugen am Finger, Schnuller oder an der Trinkflasche
- Lutsch-Habits

Bei etwa 14% der Kinder über 3 Jahren mit anhaltendem Lutschhabit besteht das Risiko von Folgeschäden, das weiter ansteigt, je älter die Kinder werden. Der Einfluss auf die dentoalveolären Bereiche und die skelettalen Gesichtsstrukturen hängt von der Intensität und Dauer der Einwirkung und vom zugrunde liegenden Gesichtstyp ab.

Die Folgen sind:

- **Transversal:**
  - Deformation des Gaumens
  - lateraler Kreuzbiss
  - funktionelle Lateralabweichung des Unterkiefers

- **Vertikal:**
  - lutschoffener Biss

- **Sagittal:**
  - Vergrößerung des Overjets
  - Ventralentwicklung des oberen Alveolarfortsatzes
  - Hemmung der Sagittalentwicklung des Unterkiefers (in Abhängigkeit von der Art der Daumeneinlagerung)

Behandlung im Milchgebiss

Bei frühzeitiger Abgewöhnung wird sich der offene Biss im Milchgebiss von alleine wieder schließen. Der Übergang zum Wechselgebiss nivelliert die restlichen Anzeichen.

Während der Umstellungsphase können Mundvorhofplatten (und in gravierenderen Fällen eine Quadhelix mit Spornen) unterstützend wirken. Meist ist von einer guten Prognose auszugehen.

Behandlung im Wechselgebiss (Abb. 5-17)

Auch bei Kindern, die im Wechselgebiss noch lutschen, sollte die apparative Therapie auf die Ätiologie und damit auf die Ausschaltung der Ursachen abzielen:

- Platten mit Labialbogen (zur Retrusion der Frontzähne bei vorhandenen Lücken)
- Quadhelix mit Zungengitter oder Spornen zur Kontrolle der Zunge
- Utility-Bogen im Ober- und Unterkiefer für die Extrusion intrudierter Zähne
- Zungenhülle nach Bonnet

Myofunktionelles Training (als einzige Maßnahme oder nach apparativer Phase mit einer Quadhelix) bringt ebenfalls gute Resultate.

Zu den Prinzipien der myofunktionellen Therapie verweisen die Autoren auf die entsprechende Fachliteratur.

Skelettal offener Biss

Skelettal offene Bisse sind durch eine Vergrößerung der unteren Gesichtshöhe infolge einer stark vertikalen Entwicklung geprägt.

Der Befund wird kephalometrisch durch Werte des dolichofazialen Wachstums (nach Ricketts) oder der posterioren Rotation (nach Björk) gestützt.

Der therapeutische Ansatz ist als Versuch, d. h. als Beitrag zur Entwicklungshemmung zu sehen:

- Eingliederung einer herausnehmbaren Platte mit Headgear in okzipitaler Zugrichtung
  Laut Ricketts sind hier hohe extraorale Züge kontraindiziert, da sie zur Kompression des Kiefergelenkes führen.
- herausnehmbare Platte mit lateralen Aufbissen
  Die Aufbisse sollen die Eruption der Seitenzähne und die Vertikalentwicklung unterdrücken.

5 Therapie

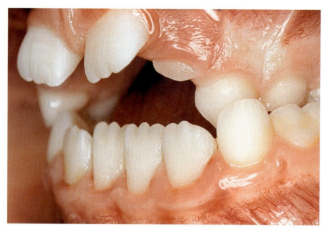

Abb. 5-17a Das Hauptproblem der jungen Patientin liegt in einem ausgeprägt frontal offenen Biss, der durch exzessives Daumenlutschen verursacht wurde. Die allgemeine Anamnese ergab, dass Haltungsprobleme im Hüftbereich (M. iliopsoas) und zwei stationäre Aufenthalte mit Verdacht auf Appendizitis (jedoch ohne entsprechenden Befund) vorlagen.

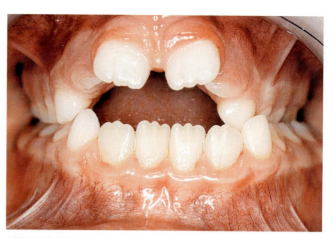

Abb. 5-17b Die Patientin erhielt osteopathische Sitzungen für die Koordinationsstörung der Haltungsmuskulatur und im kieferorthopädischen Fachbereich eine Zahnbogenausformung über eine Quadhelix. Der Therapieansatz basierte dadurch auf einer kombinierten Behandlung der „aufsteigenden" und „absteigenden" Funktionsstörungen.

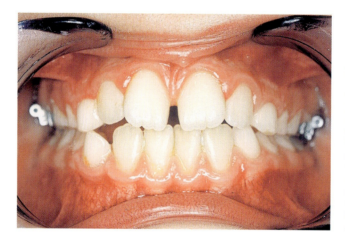

Abb. 5-17c Die interdisziplinäre Therapie wurde in beiden Teilgebieten erfolgreich abgeschlossen. Die Schmerzzustände im Unterbauch- und Hüftbereich verschwanden im Laufe der therapeutischen Maßnahmen. Die frühe kieferorthopädische Behandlung konnte innerhalb weniger Monate den offenen Biss wie auch den seitlichen Kreuzbiss korrigieren. Dadurch wird sich die nachfolgende festsitzende Phase vereinfachen, da nur noch Einzelzahnkorrekturen nötig sind.

Die Prognose ist nicht sonderlich gut und die Behandlungsergebnisse sind oft enttäuschend, so dass den Eltern deutlich erklärt werden muss, dass ein Erfolg eventuell nur über spätere chirurgische Maßnahmen zu erzielen ist.

Unabhängig von der Prognose müssen dentoalveoläre oder skelettale Restriktionen des Oberkiefers und assoziierte orofaziale Fehlfunktionen aber in jedem Fall vorbehandelt werden.

Dadurch wird einer Verschlimmerung der Funktion vorgebeugt und eine bessere Voraussetzung für die spätere Behandlung geschaffen.

Tiefer Biss

Skelettal tiefer Biss

Skelettal tiefe Konfigurationen sind durch eine kleine Untergesichtshöhe aufgrund einer insuffizienten Vertikalentwicklung gekennzeichnet. Der kephalometrische Befund zeigt ein brachyfaziales

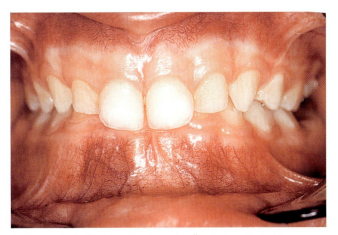 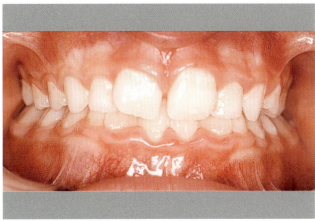

Abb. 5-18a Tiefer Überbiss mit vollständiger Überdeckung der unteren Frontzähne. Die junge Patientin wies zudem Zeichen einer Funktionsstörung im Bereich der Kiefergelenke (Kapsulitis mit retralem Belastungsvektor) und der Körperhaltung auf. Die funktionellen Probleme konnten durch die Wachstumsfreigabe des Unterkiefers behoben werden. Die Therapie erfolgte durch eine Platte mit Protrusionsschraube und anteriorem Aufbiss-Plateau zur Vertikalentwicklung der Seitenzähne.

Abb. 5-18b Das Wechselgebiss zeigt eine merkliche Reduzierung des Überbisses.

Wachstumsmuster (anteriore Rotation). Die Situation ist gewöhnlich von einem Tiefbiss begleitet. Differentialdiagnostisch muss ein rein dentaler Tiefbiss, d. h. ohne skelettale Beteiligung, abgeklärt werden.

Die Prognose ist bei einem frühen Behandlungsbeginn und geringer Störung der umgebenden Muskulatur relativ gut. Bei stark brachyfazialer Struktur wird sie ungünstig.

Die Behandlung im Milchgebiss wird mit einem der folgenden Geräte durchgeführt:

- Platte mit anteriorem Aufbiss, um die unteren Schneidezähne zu hemmen und die Seitenzähne in ihrer Vertikalentwicklung zu fördern (Abb. 5-18)
- „Nite-Guide"
  Das konfektionierte Gerät aus flexiblem Kunststoff gleicht einem Positioner und weist für jeden Zahn ein präformiertes Fach auf. Der „Nite-Guide" wirkt orthopädisch und orthodontisch. Die Tragezeit umfasst die Nacht und 1 bis 2 Stunden am Tag. Die beste Wirkung wird zu einem Zeitpunkt erzielt, wenn gerade die ersten bleibenden Schneidezähne im Unterkiefer durchbrechen.

Vertikale Überentwicklung des Alveolarfortsatzes

In diesen Fällen kommen die oberen Schneidezähne durch eine vertikale Überentwicklung des anterioren Alveolarfortsatzes in einen tiefen Überbiss.

Die genaue Tiefe des Bisses ist oft nur an den Diagnosemodellen zu ermitteln. Durch Untersuchung der Einzelmodelle und Einbeziehung des kephalometrischen Befundes wird festgestellt, ob die Fehlposition eines oder beider Alveolarfortsätze zur Ausprägung geführt haben. Differentialdiagnostisch ist eine posteriore Bissabsenkung zu berücksichtigen; beide Befunde können jedoch auch kombiniert vorliegen.

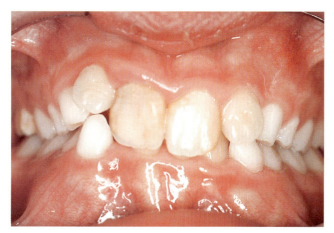

Abb. 5-19a Tiefer Biss und Steilstand der oberen Front

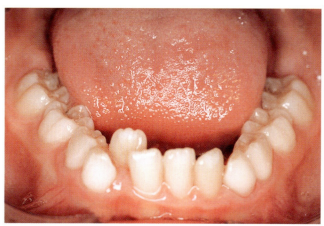

Abb. 5-19b Engstand der unteren Schneidezähne

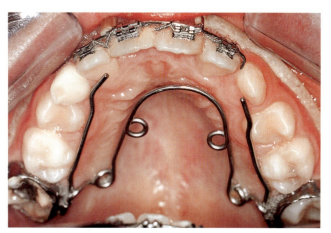

Abb. 5-19c Quadhelix zur Ausformung des Oberkiefers

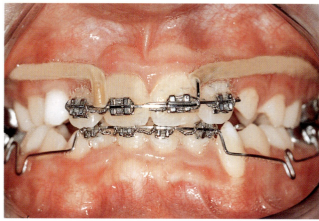

Abb. 5-19d Teilbogen für die vier oberen Schneidezähne, kombiniert mit einem Utility-Bogen zur Intrusion und Protrusion der Front (als Overlay-Bogen an 11 und 21). Im Unterkiefer ist ebenfalls ein Utility zur Protrusion der unteren Front eingesetzt.

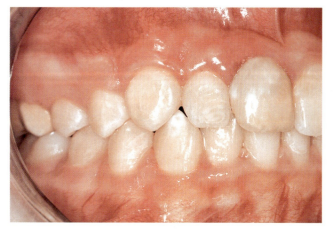

Abb. 5-19e Endergebnis

Die Prognose ist von der Behandlungsmechanik und den einfließenden ätiologischen Faktoren abhängig. Die besten Ergebnisse sind mit festsitzender Technik, d. h. mit einem Utility-Bogen in einem oder beiden Kiefern, zu erzielen. (Abb. 5-19). Daher sollte mit der Behandlung bis zum Wechselgebiss bzw. permanenten Gebiss abgewartet werden.

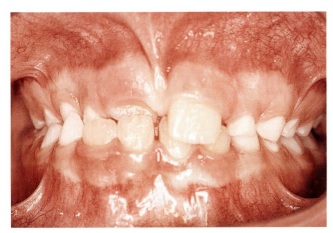
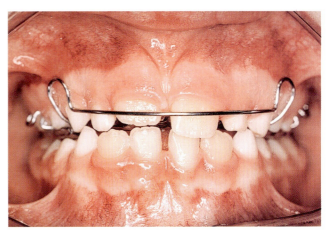

Abb. 5-20a Kreuzbiss der rechtslateralen Seite und frontaler Kreuzbiss an 11. Okklusale Frühkontakte zwingen den Unterkiefer nach lateral.

Abb. 5-20b Herausnehmbare Platte mit seitlichen Aufbissen und Protrusionsfeder für den Zahn 11

Frontaler Kreuzbiss

Frontaler Kreuzbiss von 1 bis 2 Zähnen

Frontale Kreuzbisse von Einzelzähnen können durch alveoläre Stellungsfehler bedingt sein.

Wechselt ein Milchschneidezahn verspätet (durch Trauma oder Devitalisierung), besteht die Gefahr, dass der Nachfolger im Palatinalstand durchbricht.

Behandlung

- Eingliederung einer Aufbissplatte mit Protrusionsfeder oder -schraube (Abb. 5-20)
- Quadhelix mit Protrusionsfederarmen (Verankerung an den zweiten Milchmolaren oder an 16 und 26) (Abb. 5-21)
- Vollbogen im Sinne einer „Two by four-Mechanik" zur Überstellung des Kreuzbisses (Abb. 5-22)

Frontaler Kreuzbiss aller Schneidezähne

Bei der Diagnose sollte auf eine unterentwickelte Prämaxilla (oft vergesellschaftet mit einem falschen Atemmuster) und dentale Vorkontakte, die den Unterkiefer in eine anteriore Lage zwingen, geachtet werden. Eine echte Prognathie muss diagnostisch ausgeschlossen sein (unmögliche Rückführung in zentrischer Relation).

Behandlung

Es stehen drei Wege offen:

- Ypsilon-Platte mit dreidirektionaler Stellschraube (Bertoni-Schraube) zur sagittalen und transversalen Erweiterung
  Durch die isolierten Schraubenspindeln können die einzelnen Segmente individuell bewegt werden.
- Crozat-Quadhelix mit lateralen Aufbissen
  Die Aufbisse heben die Verschlüsselung der Okklusion auf.
- orthopädische Gesichtsmaske zur Förderung eines unterentwickelten Oberkiefers bei „Pseudo-Progenie" (Abb. 5-37)

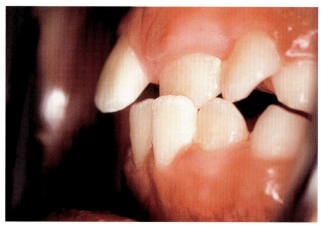

Abb. 5-21a Kreuzbiss des linkslateralen Schneidezahnes mit Blockierung durch die untere Front; seitliche Ansicht

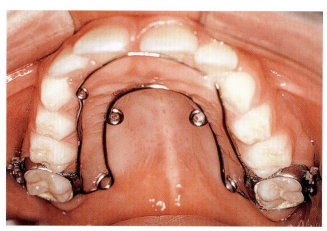

Abb. 5-21b Korrektur mittels Crozat-Quadhelix

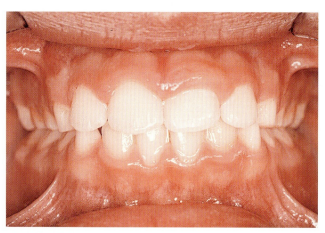

Abb. 5-21c Endergebnis

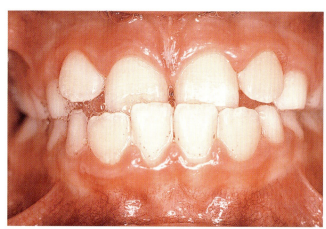

Abb. 5-22a Frontaler Kreuzbiss von 11 und 21

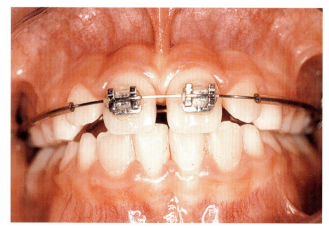

Abb. 5-22b NiTi-Protrusionsbogen mit Stopps mesial der Molaren-Röhrchen

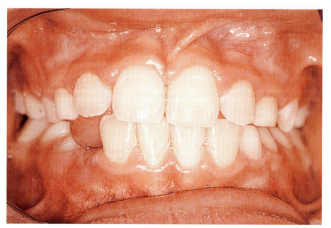

Abb. 5-22c Endergebnis

Bei starker Beteiligung der Transversalen wird die Behandlung mit der Erweiterung des Oberkiefers durch eine Quadhelix oder eine Gaumennahterweiterungs-Apparatur (GNE) begonnen. Die GNE ist in solchen Fällen mit bilateralen Kappenschienen zur Sperrung des Bisses und bukkalen Häkchen für die Delaire-Maske ergänzt.

Die Diskussion der echten (skelettalen) Klasse III folgt im Abschnitt „Progener Formenkreis".

Transversale Anomalien

Die basalen Anteile oder auch die Alveolarfortsätze sind entweder zu breit oder zu schmal. Die Anomalie kann auf einen Kiefer begrenzt sein oder in beiden Kiefern vorliegen und dabei eine symmetrische oder asymmetrische Gesamtform aufweisen. Dabei ist die laterale Abweichung des Unterkiefers zu Beginn oft funktioneller Natur.

Klinische Formen

Meist liegen die folgenden sieben klinischen Formen vor, wobei auch weitere Kombinationen möglich sind (Abb. 5-23):

1. symmetrisch schmaler oberer Zahnbogen ohne mandibuläre Lateralabweichung
2. symmetrisch schmaler oberer Zahnbogen (dezente Reduzierung der palatinalen Breite) mit kompensatorischer mandibulärer Lateralabweichung
3. symmetrisch schmaler oberer Zahnbogen mit reaktiver Wachstumsreduzierung im Bereich der unteren Alveolarfortsätze (nur im späten Wechselgebiss)
4. symmetrische Unterentwicklung des basalen Oberkiefers mit bilateralem Kreuzbiss
5. symmetrische Unterentwicklung des basalen Oberkiefers, ohne Kreuzbiss durch dentoalveoläre Kompensation im Unterkiefer (nur im späten Wechselgebiss)
    - Die ersten 5 Formen entstehen durch generelle Inkongruenz der beiden Kiefer zueinander oder in Folge orofazialer Dyskinesien (Mundatmung, tiefe Zungenlage, Persistenz des infantilen Schluckmusters, Lutschhabits).
6. einseitig verschmälerter oberer Zahnbogen (Asymmetrie) mit Kreuzbiss zur Seite der mandibulären Abweichung
    - Die 6. Erscheinungsform kann durch
    - eine asymmetrische kraniale Basis
    - eine einseitige nasale Obstruktion
    - eine asymmetrische Adaptation des Oberkiefers (durch Frühkontakte der Schneide- oder Eckzähne)
    - oder durch „aufsteigende" Auswirkungen von Haltungsdefiziten begründet sein.
    Der laterale Versatz des Unterkiefers ist hier ein charakteristisches Merkmal.
7. Überentwicklung des Unterkiefers (Abb. 5-24)
    - Die möglichen ätiologischen Faktoren der 7. Gruppe sind genetische Determinanten (Makrognathie, mit und ohne Makroglossie) oder durch muskuläre Fehlfunktionen gesteuerte Strukturveränderungen (Mundatmung mit einer tiefen Zungenlage).

Diagnose transversaler Abweichungen

Klinische Untersuchung

Bei der extraoralen Betrachtung des Patienten sollte auf die äußeren Anzeichen einer Mundatmung und auf Seitabweichung der Kinnmitte (Asymmetrie) geachtet werden (siehe Kapitel 4). Intraoral können ein hoher und schmaler Gaumen mit ein- oder beidseitigem Kreuzbiss oder konstringierte, „eingefallene" Alveolarfortsätze vorhanden sein.

Abb. 5-23 *Formen transversaler Abweichungen.*

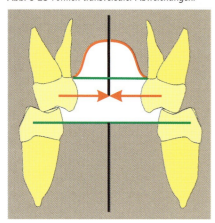

Abb. 5-23a *Symmetrisch schmaler oberer Zahnbogen ohne mandibuläre Lateralabweichung*

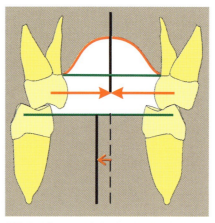

Abb. 5-23b *Symmetrisch schmaler oberer Zahnbogen (dentoalveolär) mit funktioneller Abweichung des Unterkiefers, da die transversale Diskrepanz im Oberkiefer nur gering ausgeprägt ist*

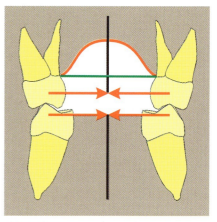

Abb. 5-23c *Symmetrisch schmaler oberer Zahnbogen mit reaktiver Adaptation des unteren Alveolarfortsatzes (nur im späten Wechselgebiss)*

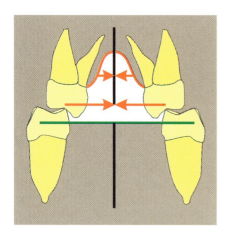

Abb. 5-23d *Symmetrisch unterentwickelte Basis im Oberkiefer und beidseitiger Kreuzbiss*

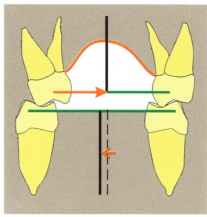

Abb. 5-23e *Symmetrisch unterentwickelte Basis im Oberkiefer ohne Kreuzbiss, durch dentoalveoläre Kompensation im Unterkiefer (nur im späten Wechselgebiss)*

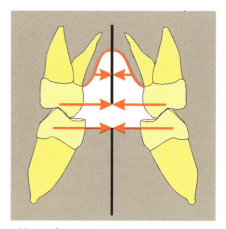

Abb. 5-23f *Asymmetrische Unterentwicklung im Oberkiefer (dentoalveolär oder skelettal) mit Kreuzbiss zur Seite der mandibulären Mittenabweichung*

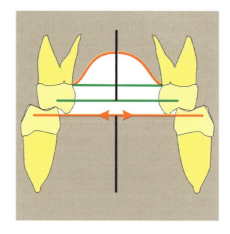

Abb. 5-24 *Übergroßer Unterkiefer*

Bei lateraler Abweichung sollte die zentrische Relation ermittelt werden. Kompensatorische Mittenabweichungen gleichen sich nach Aufhebung der Zahnkontakte in Zentrik aus; bei Mundöffnung stimmen die Kiefermitten wieder überein.

Modellbefund

Am **Oberkiefermodell** werden die transversale Symmetrie und die Lagebeziehung der Alveolarfortsätze zum Gaumengewölbe beurteilt:

- schmaler Zahnbogen auf gut entwickelter skelettaler Basis
- schmales Gaumengewölbe, das noch enger als der intermolare Durchmesser ist. Die Molaren stehen dabei in Bukkalkippung.

Am **Unterkiefermodell** kann eine eingetretene Kompensation im Bereich der Zahnbögen durch eine Verstärkung der Wilson-Kurve nachgewiesen werden.

Das **getrimmte Modellpaar** zeigt:

- die in Kreuzbiss stehenden Zähne
- die Symmetrie- und Mittenbeziehungen
- vorhandene Schlifffacetten (besonders der Eckzähne)

> Durch Montage im Artikulator wird die habituelle Okklusion mit der zentrischen Relation verglichen. Dadurch lassen sich der Dysgnathiegrad, Frühkontakte auf den Funktionsbahnen, die Orientierung der Mittellinien zueinander und die Beziehung der sagittalen und transversalen Okklusionsebene zur Scharnierachsen-Orbital-Ebene erfassen.

Radiologische Untersuchung

Schädelaufnahmen in posterior-anteriorem Strahlengang geben wichtige Informationen zum Umfang der transversalen, dentoalveolären und skelettalen Abweichungen in Relation zu den Normwerten.

Die zusätzliche Übersicht über den oberen Respirationstrakt liefert Befunde über die Nasen- und Nebenhöhlen, die Nasenscheidewand und deren obstruktive Veränderungen.

Behandlung

Die Behandlung ist auf die Beseitigung strukturell hemmender Dyskinesien ausgerichtet (Atmung und Schlucken; Habits und Fernwirkung auf die Körperhaltung). Dabei kommen sowohl mechanische als auch funktionelle Strategien zum Einsatz.

> Eine abwartende Haltung kann zu beachtlichen Konsequenzen führen, die sich durch Abweichung vom normalen Wachstumsmuster, asymmetrische Manifestierung und kraniomandibuläre Folgestörungen ausdrücken, und ungewünschte kompensatorische dentoalveoläre Veränderungen begünstigen.

Schon im Milchgebiss sollten transversale Abweichungen so früh wie möglich korrigiert werden. Manchmal reicht ein einfaches Beschleifen der Milcheckzähne aus.

Bei uni- oder bilateralen Kreuzbiss-Situationen sind die Aufgaben nur mechanisch zu lösen. Die transversale Erweiterung zählt zu den häufigsten Maßnahmen während einer Frühbehandlung; oft in Verbindung mit weiteren Techniken und Geräten, wie Utility-Bögen und Lipbumper.

> Der Sinn einer maxillären Erweiterung vor Durchbruch aller permanenten Zähne liegt in der Vergrößerung des basalen Knochens und der Zahnbögen. Der Platzgewinn fördert einen regelrechten Zahnwechsel im Einklang mit den skelettalen Strukturen und den neuromuskulären Regelbahnen. Dadurch kann die Zahl der Fälle, die Extraktionen benötigen, deutlich reduziert werden.

Verwendete Geräte

- Dehnplatten mit mittiger Expansionsschraube, wenn sichergestellt ist, dass der Patient für die wenigen Monate, die für die Lösung der Behandlungsaufgabe benötigt werden, gut mitarbeitet (Abb. 5-25)
- Quadhelix (Abb. 5-26)
  Die von Ricketts eingeführte Quadhelix erlaubt eine Konturierung des Oberkiefers mit geringeren Kräften als bei der forcierten Gaumennahterweiterung. Bei jüngeren Kindern sind dieselben suturalen und skelettalen Reaktionen zu erreichen. Das Kraftniveau der Quadhelix führt zu physiologischeren Reaktionen auf die Gaumennaht und wesentlich seltener zu unangenehmen Nebeneffekten, Schleimhautverletzungen und Gingivarezessionen. Die Quadhelix ist ein fester Bestandteil der „Bioprogressiven Therapie" und entspricht ihrer Philosophie der Rekonturierung und Wachstumsfreigabe.

Indikationen für den Einsatz einer Quadhelix

- Rekonturierung der maxillären Strukturen
  - Korrektur von Kreuzbissen und transversalen Defiziten
  - Korrektur der Achsenstellung palatinal geneigter Seitenzähne
- Lösung von distalen Zwangsbisslagen und Wachstumsfreigabe des Unterkiefers nach Adaptation an zu schmale maxilläre Strukturen
- Ausformung des Oberkiefers zur Kongruenz und Aufnahme des Unterkiefers nach funktionskieferorthopädischer Therapie
- Etablierung einer ungestörten Gelenkfunktion und Förderung einer natürlichen, unbehinderten Entwicklung der Kondylen
- Rezentrierung des Unterkiefers durch Ausschaltung okklusaler Störkontakte
- Erweiterung des Zungenraumes als Vorbereitung für myofunktionelle Maßnahmen nach dem Prinzip „form follows function"
- Behebung nasaler Blockaden:
  In einigen Fällen führt die transversale Erweiterung zu einer Zunahme des Atemvolumens durch die Nase (Talmant, 1982)
- Prävention vor Retentionen oberer Eckzähne durch Modifizierung der Prämaxilla (Verbesserung der Orientierung der Eckzahnkeime)
- Anteriore Erweiterung (Vergrößerung der intercaninen Distanz)
- Vergrößerung des Zahnbogenumfanges (Option einer Non-Ex-Behandlung)
- Partielle Korrektur einer Klasse-II-Relation durch Derotation der Molaren

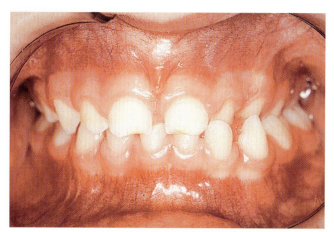

Abb. 5-25a Linkslateraler Kreuzbiss

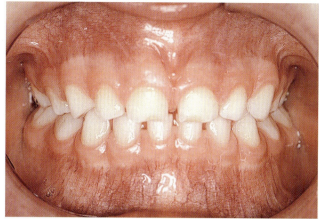

Abb. 5-25b Ergebnis nach Behandlung mit einer herausnehmbaren Dehnplatte

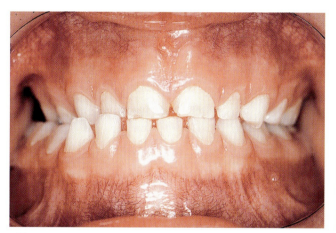

Abb. 5-26a Rechtslateraler Kreuzbiss und frontaler Kopfbiss

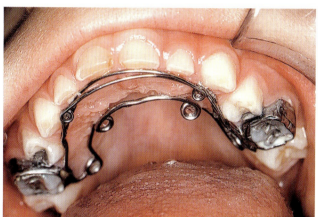

Abb. 5-26b Korrektur mittels Crozat-Quadhelix

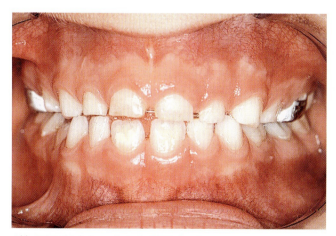

Abb. 5-26c Ergebnis am Ende der Frühbehandlung

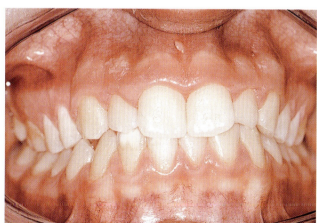

Abb. 5-26d Situation 6 Jahre später

- Gestaltung eines ansprechenden Lachens durch transversale Ausformung des Zahnbogens („Auffüllung" dunkler bukkaler Korridore)
- Entwöhnung von Lutsch-Habits
- Mobilisierung des maxillären Suturenkomplexes vor orthopädischer Ventralführung (Delaire-Maske)

Behandlung im Wechselgebiss

Bei **symmetrischen alveolären Stellungsfehlern** (mit und ohne Lateralabweichung des Unterkiefers) sind folgende Techniken und Maßnahmen zielführend:

- Quadhelix (Abb. 5-27)
- Transpalatinalbogen
- herausnehmbare Platten mit Expansionsschraube
  Obwohl eine therapeutische Alternative, werden sie spärlich eingesetzt, da Rotationen und Torque-Fehler nicht korrigiert werden. Zudem benötigen sie eine optimale Kooperation der Kinder wie auch der Eltern. Das widerspricht der Philosophie der Frühbehandlung, die bei jungen Patienten wenig Mitarbeit voraussetzt.
- Funktionsregler nach Fränkel für die physiologische Entfaltung der Zahnbögen
  Das technisch aufwändige Gerät ist durch seine Größe für die jungen Patienten gewöhnungsbedürftig und setzt eine gewisse Akzeptanz voraus.

Bei basal verengten Strukturen sollten die Geräte orthopädisch wirken, d. h. die Gaumennaht sprengen:

- Forcierte Gaumennahterweiterung
  Bei Patienten mit dolichofazialem Wachstumstyp können zur Hemmung der Vertikalentwicklung im Seitenzahngebiet Aufbisse in Form eines Acryl-Blocks integriert werden.
  Die Autoren nutzen die forcierte Methode selten, um den Nebenwirkungen vorzubeugen (Risse und Einblutungen der suturalen Umgebung). Sie glauben, dass die Kräfte (4,5 bis 9,0 kg) außerhalb des vertretbaren Rahmens liegen und führen die Weitung langsamer durch, was dieselben Resultate liefert.
- Quadhelix
  Bei richtiger Aktivierung (bukkaler Wurzel-Torque) bewirkt das Gerät bei sehr jungen Patienten eine effiziente Erweiterung.

> Diese Geräte sind dazu konstruiert, die Gaumennaht zu sprengen. Sie sollten nach erfolgter Erweiterung für mindestens drei Monate passiv belassen werden, bis sich die Strukturen reorganisiert haben.

Die Expansion wird bis nahe einer Okklusion der oberen palatinalen Höcker mit den bukkalen Höckern der Antagonisten überkorrigiert.

Jeder erweiterte obere Zahnbogen wird zu einem gewissen Ausmaß rezidivieren (Abb. 5-28). Die aktive Phase muss sorgsam überwacht werden, da ein versehentlich entstandener Scherenbiss schwer zu korrigieren sein wird.

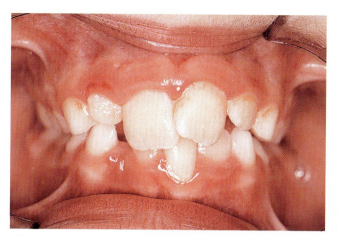

Abb. 5-27a Transversale Enge des Oberkiefers und tiefer Überbiss

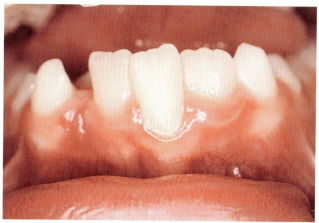

Abb. 5-27b Unterer Zahnbogen in Lyra-Form und deutlicher Platzmangel im Frontbereich

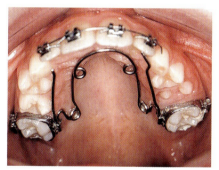

Abb. 5-27c Quadhelix in Kombination mit einem Teilbogen zur Nivellierung der Schneidezähne

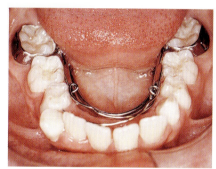

Abb. 5-27d Crozat-Bihelix

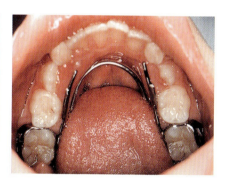

Abb. 5-27e Nach Entfernung der anterioren Federn dient das Gerät bis zum Abschluss des Zahnwechsels als Platzhalter.

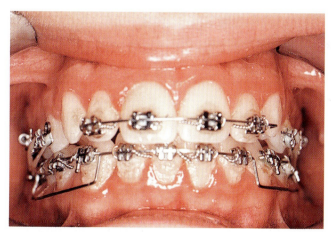

Abb. 5-27f Die festsitzende Apparatur schließt die Therapie durch orthoaxiale Einstellung aller bleibenden Zähne ab.

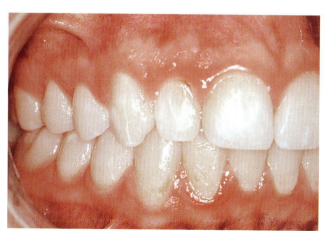

Abb. 5-27g Intraorale Seitansicht 3 Jahre nach der aktiven Behandlung

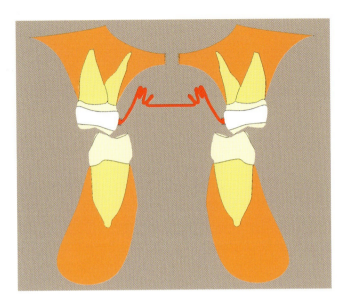

Abb. 5-28 Die Erweiterung des oberen Zahnbogens sollte so weit erfolgen, bis die palatinalen Höcker der oberen Seitenzähne mit den bukkalen Höckern der unteren Seitenzähne okkludieren.

- **Haben sich die mandibulären Alveolarfortsätze der Fehlposition angepasst**, wird im Sinne einer Dekompensation behandelt. Das entspricht einer Aufrichtung der betroffenen Zähne im Zahnbogen mit einer herausnehmbaren Platte oder einer Bihelix (siehe Kapitel 6). Eine transversale Erweiterung der knöchernen Basis ist nicht umsetzbar.
- **In asymmetrischen Situationen** (einseitig unterentwickelter Kiefer oder Alveolarfortsatz) haben sich herausnehmbare Platten mit einseitig ansetzender Expansionsschraube bewährt. Der kontralaterale Alveolarfortsatz wird durch bukkale und linguale Schilde in seiner korrekten Form gehalten.

- Bei Patienten mit **strukturell vergrößertem Unterkiefer**:
  - Therapie der Mundatmung mit tiefer Zungenlage
    Die Zunge hat auf Dauer das Potenzial, den Unterkiefer strukturell zu verändern.
  - orthopädische Traktion des Oberkiefers (bei gleichzeitig vorliegender maxillärer Retrognathie)

Funktionell bedingte Lateralabweichungen

Ein okklusaler Frühkontakt kann ausreichen, um den Unterkiefer im Bestreben einer maximalen Verzahnung nach lateral abgleiten zu lassen. Die Frühkontakte liegen im Milchgebiss meist im Eckzahnbereich und werden durch eine zusätzliche Formabweichung des Oberkiefers begünstigt.

Ursächlich können ein Lutsch-Habit, Mundatmung oder eine tiefe Zungenlage sein, die sich auf die transversale Entwicklung des Oberkiefers negativ auswirken. Die funktionelle Fehlbelastung deformiert durch ihre Kraft zuerst die Alveolarfortsätze und im Anschluss die basalen Anteile.

Bei der klinischen Untersuchung dieser Patienten imponiert eine Mittenabweichung in habitueller Okklusion. Das Untergesicht erscheint asymmetrisch, erhält aber bei Manipulation in die richtige Lage und unter Mundöffnung seine symmetrische Relation zurück. Häufig liegt ein einseitiger Kreuzbiss vor, der in zentrischer Relation beidseitig erscheint (Abb. 5-29a und 5-29d).

Abb. 5-29a Ober- und Unterkiefer in habitueller Okklusion

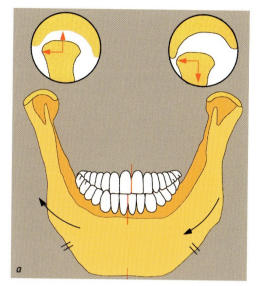
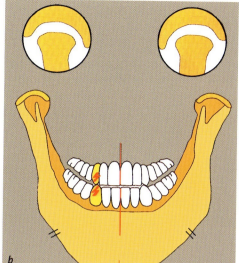

Abb. 5-29b Unterkiefer in zentrischer Relation

Abb. 5-29c Übergang einer funktionellen Lateralverschiebung in eine Laterognathie

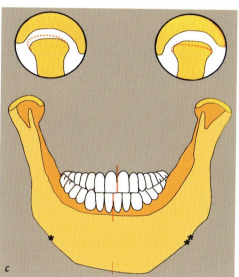
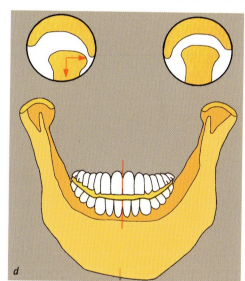

Abb. 5-29d Splint zur Rezentrierung und symmetrischen Einstellung

Abb. 5-29e Skelettale und okklusale Harmonie

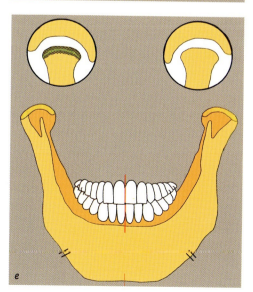

5 Therapie

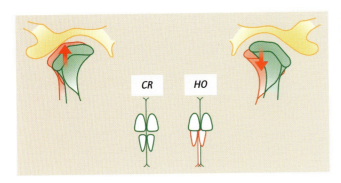

Abb. 5-30 Eine Mittenabweichung – hier nach rechts – (siehe auch Abb. 5-29a) kann sich im artikulären Bereich in drei verschiedenen Reaktionen ausdrücken. CR = Zentrische Relation, HO = habituelle Okklusion

Abb. 5-30a Das linke Gelenk ist distrahiert, das rechte Gelenk komprimiert.

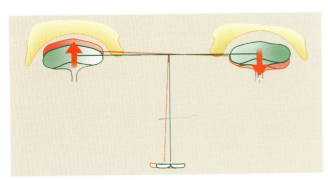

Abb. 5-30b Horizontaler Schnitt: Der linke Kondylus hat sich nach ventral eingestellt, der rechte nach dorsal.

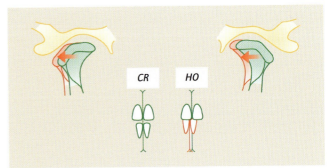

Abb. 5-30c Die beiden Kondylen haben eine horizontale Translation durchlaufen.

Der neuromuskuläre Apparat verliert durch ständige Umgehung des Frühkontaktes seine Synchronität. Die unphysiologische Aktivität führt auf Dauer zu einer Dysbalance der Kaumuskulatur, wodurch nicht nur lokale Probleme, sondern aufgrund der muskulären Verkettungen zu entfernten Regionen auch generalisierte Funktionsstörungen auftreten können.

Es ist nicht unüblich, Kinder zu sehen, deren Nacken- oder Schulterverspannungen auf keinerlei medizinische Therapie ansprachen, die aber durch kieferorthopädische Behandlung eine vollständige und definitive Beschwerdefreiheit erreichen.

Die mandibuläre Abweichung (ausgedrückt durch die Mittellinienverschiebung) gibt keinen Hinweis auf die artikulären Beziehungen.

Auf dieselbe Abweichung, z. B. nach rechts, kann das Kiefergelenk in drei unterschiedlichen Weisen reagieren:

- Der linke Kondylus wandert nach kaudal; der rechte Kondylus kann seine Lage beibehalten oder nach kranial ausweichen (Abb. 5-30a).
- Der linke Kondylus bewegt sich nach ventral; der rechte Kondylus bleibt in seiner Position oder bewegt sich nach dorsal (Abb. 5-30b).
- Beide Kondylen durchlaufen eine horizontale Translation (Abb. 5-30c).

Alle diese Reaktionsweisen haben strukturelle Veränderungen im Gelenk zur Folge. Bei wachsenden Patienten ergeben sich Effekte auf das kondyläre Wachstum, die in Analogie zu den Theorien und Grundprinzipien aus der Funktionskieferorthopädie stehen.

Durch instrumentelle Axiographie (z. B. SAM-Artikulator-Technik: Mandibular Position Indicator) werden die vorliegenden Verhältnisse in allen drei Raumrichtungen grafisch erfasst.

Funktionelle Lateralabweichungen können sich strukturell etablieren, wenn keine rechtzeitige Therapie erfolgt. In Konsequenz wird sich die Muskulatur an die skelettalen Voraussetzungen anpassen und die zahntragenden Bereiche werden sich konform zu ihrer veränderten Umgebung umstrukturieren.

Die **Behandlung** basiert auf den ätiologischen Grundlagen:

- Hilfestellung bei der Abgewöhnung der Habits
- Etablierung einer reinen Naseatmung durch interdisziplinäre Behandlung von respiratorischen Obstruktionen und myofunktionelle Umerziehung
- Einschleifen von Störkontakten im Milchgebiss
- Ausformung des Oberkiefers für eine mandibuläre Rezentrierung (Abb. 5-29d und 5-29e).

Artikulär bedingte Lateralabweichungen

Ursächlich kommen in Betracht:

- Störung der Interaktion zwischen Kondylus und Diskus
- „aufsteigende" Funktionsstörungen
- osteopathische Befunde

Diskusverlagerung

Diskusverlagerungen bei Kindern sind oft traumatisch bedingt. Dabei kann das Geschehen direkt auf das Kiefergelenk ausgeübt worden sein (Ball oder schwingender Ellbogen) oder indirekt über einen Schlag auf die Kinnregion.

Bei einseitiger anteriorer Diskusverlagerung wird eine leichte dentale Mittenabweichung zur betroffenen Seite mit Veränderung in den Okklusionsbeziehungen auf beiden Seiten auffallen:

- Klasse II auf der betroffenen Seite und Klasse I auf der kontralateralen Seite
- Klasse I auf der betroffenen Seite und Klasse III auf der kontralateralen Seite
- Klasse II auf beiden Seiten mit Verstärkung zur betroffenen Seite.

Diskusverlagerungen treten mit und ohne Knackgeräusche auf; die Mundöffnung ist nicht eingeschränkt.

Fallabhängig kann versucht werden, den Diskus über eine Repositionierungsschiene „einzufangen". Bei Erfolg ist oft eine orthodontische Phase zur Stabilisierung der Okklusion, der Kiefergelenke, der neuromuskulären Strukturen und der Körperhaltung nötig.

Probleme der Körperhaltung

Haltungsprobleme (Asymmetrie der Hüfte, Skoliose, Störungen des Bewegungsapparates) können über die muskulären Züge, die die verschiedenen Regionen des Körpers miteinander verbinden, auf das stomatognathe System übertragen werden.

5 Therapie

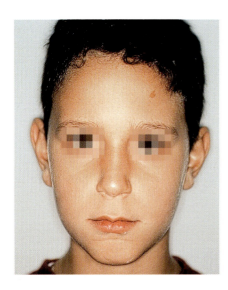

Abb. 5-31a Während der anamnestischen Befragung gab der junge Patient Schmerzen im linken Ohr und Probleme beim Kauen harter Speisen an. Als Ursache wurde eine Entzündung der bilaminären Zone (Kapsulitis) diagnostiziert.

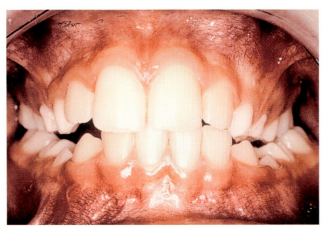

Abb. 5-31b Intraorale Situation mit Kreuzbiss der linken Seite, Schwenkung der Okklusionsebene, transversal schmalem Oberkiefer und Mittellinienverschiebung nach links

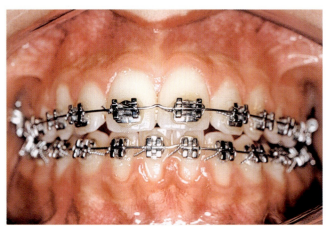

Abb. 5-31c In der Phase des Wechselgebisses wurde eine Quadhelix eingesetzt. Nach Durchbruch aller bleibenden Zähne trägt der Patient jetzt eine Multibracket-Apparatur zur orthoaxialen Einstellung aller Zähne. Die Mittenabweichung ist in diesem Stadium noch nicht korrigiert.

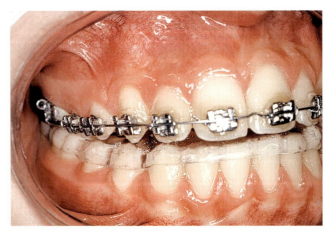

Abb. 5-31d Rezentrierung. Die Lateralabweichung wurde durch „aufsteigende" Funktionsstörungen des Bewegungsapparates ausgelöst. Nach osteopatischer Lösung war eine erfolgreiche Schienenbehandlung mit Einstellung symmetrischer Verhältnisse möglich. Die Mittellinie ist rezentriert.

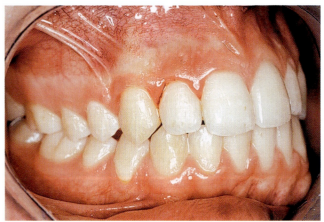

Abb. 5-31e Intraorale Seitansicht nach Therapieabschluss mit korrekt eingestellter Mittellinie. Der Patient weist keine Symptome und Schmerzen mehr auf. Alle Bewegungsabläufe laufen in physiologischen Bahnen ab. Das Ergebnis ist seit mehreren Jahren stabil.

Zum Beispiel kann eine Skoliose der Halswirbelsäule eine kompensatorische „mandibuläre Skoliose" in Form einer Lateralabweichung auslösen, die später in eine Laterognathie übergeht.

Behandlungsabfolge

- Orthopädische oder osteopathische Behandlung
- Dentoalveoläre oder skelettale Dekompensation durch Ausformung des Oberkiefers
- Repositionierungsschiene, falls noch erforderlich (Abb. 5-31)

Osteopathische Befunde

Eine rotatorische Veränderung des Os temporale kann die Fossa glenoidalis verlagern und eine unilaterale distale Verschiebung der Mandibula auslösen.

Die Therapie setzt bei der osteopathischen Behandlung des Os temporale an, gefolgt von der Justierung der Okklusion.

Laterognathie

Laterognathien und einseitige mandibuläre Wachstumsstörungen können funktionellen Ursprungs sein, initial vorhanden oder genetisch bedingt sein, als Reaktion auf eine Formabweichung des Kondylus entstehen und durch Ankylose oder autoimmune Grunderkrankungen (z. B. rheumatische Arthritis) erworben werden.

Bei funktioneller Ausprägung ist eine Behandlung mit frühem Beginn angezeigt, so dass zur Repositionierung mit dem Wachstumspotenzial gearbeitet werden kann.

Bei genetischer Ursache ist eine orthodontische Therapie, die auf die Einstellung symmetrischer Zahnbögen abzielt, definitiv nicht ratsam, da die basalen skelettalen Strukturen weiterhin asymmetrisch bleiben und eine zusätzliche Gefährdung der Muskulatur, der Kiefergelenke und der Körperhaltung eingeschlossen ist.

Differentialdiagnose

Die Differentialdiagnose mandibulärer Wachstumsstörungen stützt sich auf eine Befunderhebung, die dem Kiefergelenk und der Haltung spezielle Aufmerksamkeit schenkt:

- Funktionsanalytischer Befund
- Bestimmung der zentrischen Relation
- Montage im Artikulator
- Fernröntgenfrontalaufnahmen (posterior-anteriorer Strahlengang)

Wenn das Kiefergelenk pathologisch beteiligt ist, sollte eine symptombezogene Zusatzdiagnostik erfolgen: Axiographie und weitere radiologische Unterlagen in transkranialen Schnitten (CT, MRT).

Anomalien der Klasse II

Klasse II/1

Nicht jeder Klasse-II-Anomalie liegt eine Diskrepanz der basalen Verhältnisse von Ober- und Unterkiefer zugrunde.

Viele Faktoren, entweder einzeln oder im Zusammenspiel, können auslösend sein. Sind die einwirkenden Faktoren zahlreich, wird sich der Befund verstärkt darstellen.

Etwa 75% der Patienten in Frühbehandlung haben eine Klasse II/1.

Die ästhetischen Beeinträchtigungen sind manchmal deutlich sichtbar und für die jungen Patienten emotional sehr belastend.

Formen

- Maxilläre Prognathie (Abb. 5-32a)
- Protrusion des oberen Alveolarfortsatzes (Abb. 5-32b)
- Mandibuläre Retrognathie (Abb. 5-32c)
- Retrusion des unteren Alveolarfortsatzes (Abb. 5-32d)

Merkmale der maxillären Prognathie (Abb. 5-32a)

- Prominenz der subnasalen Weichteile
- konvexes Profil
- obere Molaren und Eckzähne verhältnismäßig im Mesialstand
- große apikale Basis
- SNA-Winkel vergrößert
- anteriore Position des Alveolarfortsatzes
- Abstand der oberen Molaren zu Pterygoid-Vertikale vergrößert

Merkmale einer maxillären alveolären Protrusion (Abb. 5-32b)

- prominente, aufgeworfene Oberlippe
- Protrusion des Alveolarfortsatzes
- Schneidezähne zur Frankfurter Horizontale stark nach vorne inkliniert (geringere Werte bei Bezugnahme zur Okklusionsebene)
- keine Vergrößerung der apikalen Basis

Bei einigen Patienten findet sich eine lückige Zahnstellung im oberen Frontbereich.

Merkmale der mandibulären Retrognathie

- konvexes Profil
- Rücklage des Kinns:
    - normal entwickelter Unterkiefer in posteriorer Lagebeziehung
    - Unterentwicklung des Unterkiefers (kleiner Corpus und/oder kurzer Ramus ascendens)
    - Größenreduktion des Unterkiefers und gleichzeitige posteriore Lagebeziehung
    - angeborene Mikrognathie mit distaler Zungenlage
      (vgl. Glossoptosis beim Säugling)
- untere Molaren in distaler Verzahnung

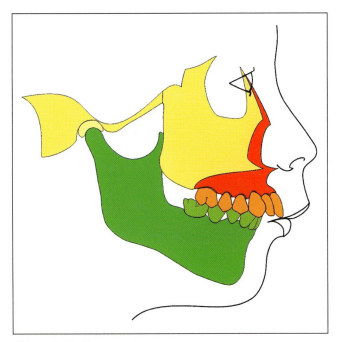

Abb. 5-32a Maxilläre Prognathie

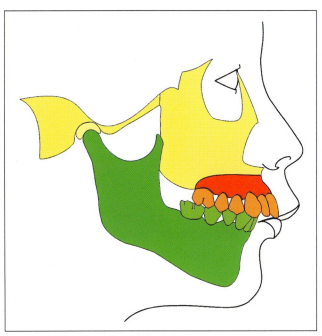

Abb. 5-32b Protrusion des oberen Alveolarfortsatzes

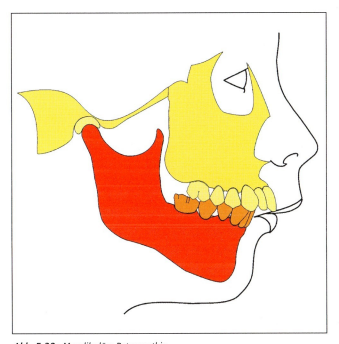

Abb. 5-32c Mandibuläre Retrognathie

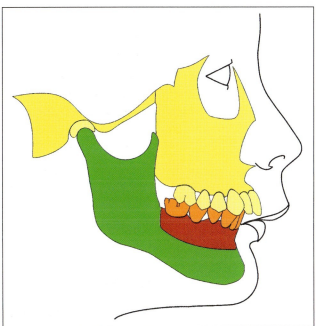

Abb. 5-32d Retrusion des unteren Alveolarfortsatzes

Merkmale einer mandibulären alveolären Retrusion (Abb. 5-32d)

- Zahnbogen in Rücklage zur Unterkieferbasis
- gute Positionierung des Kinnbereichs
- Rücklage der Unterlippe
- Lingualkippung der Frontzähne

Die klinische Erscheinung ist meist durch zusätzliche transversale und vertikale Diskrepanzen verstärkt. Bei Vergegenwärtigung der komplexen klinischen Formen und der ätiologischen Ursachen ist verständlich, welche Bedeutung einer individuellen Diagnosestellung zukommt.

> Etwa zwei Drittel der Klasse-II-Patienten, die in der kieferorthopädischen Praxis erscheinen, haben einen orthognathen Oberkiefer. 25% haben einen retrognathen Oberkiefer, einige mit zusätzlicher Unterkieferrücklage. Nur 10% weisen einen prognathen Oberkiefer auf (McNamara, 1984).
>
> In der Vergangenheit (und auch noch gelegentlich heute) wurde bei einer Klasse II routinemäßig mit extraoralen Kräften zur Retraktion des Oberkiefers gearbeitet, obwohl die jungen Patienten zur Verbesserung ihrer optischen Erscheinung eine mandibuläre Lagekorrektur benötigt hätten.

Behandlung

Die Behandlungsstrategien der Klasse II/1 sind:

- ätiologisch
- orthopädisch
- funktionell
- orthodontisch

Der Therapieweg muss auf die individuellen Erfordernisse, die sich in der Diagnose des Patienten gezeigt haben, abgestimmt sein und eine fallbezogene Kombination der Behandlungsstrategien ergeben.

Der ätiologische Therapieansatz korrigiert Fehlfunktionen und schädliche Einflüsse durch Habits; ein Thema, das im Abschnitt „Generelle Anomalien" besprochen ist.

- **Maxilläre Prognathie (10% der Klasse-II-Behandlungen)**

Am Anfang steht die Kontrolle und Hemmung des Oberkieferwachstums, so dass sich der Unterkiefer aus Zwängen und Hindernissen, die seine Bewegung und Entwicklung einschränken, befreien kann.

Im Milchgebiss erfolgt die Korrektur durch extraorale Kräfte, die intraoral an allen Zähnen angreifen sollten; die vorhandenen Zähne werden durch eine herausnehmbare Platte oder Tiefziehschiene zu einer dentalen Einheit verbunden. Optimal ist eine Tragezeit von 12 Stunden pro Tag. Die Zugrichtung ist kombiniert okzipito-zervikal, so dass die intraoralen Halteelemente keine Abhebelung erfahren (was bei einem rein zervikalen Zug der Fall wäre).

Sind die oberen Molaren schon durchgebrochen, verläuft der Kraftansatz über zementierte Bänder. Der Headgear besteht konventionell aus zwei Außenarmen und zwei Innenarmen, die über intraorale Röhrchen (an den Molarenbändern oder in die herausnehmbare Platte einpolymerisiert) fixiert werden.

Die Traktion über die Außenarme wird in Abhängigkeit zum Gesichtstyp gewählt:

- bei brachyfazialem Gesichtstyp: tiefer, zervikaler Zug
- bei mesofazialem Gesichtstyp: kombinierter okzipito-zervikaler Zug
- bei dolichofazialem Gesichtstyp: okzipitaler, schräger Zug

Im Laufe der ersten Woche wird die Kraft kontinuierlich erhöht, bis mindestens 500 g pro Seite erreicht sind.

- **Alveoläre Protrusion des Oberkiefers ohne Lückenbildung**
  (Die Lückensituation ist im Abschnitt „Generelle Anomalien" abgehandelt).

Auch hier sind extraorale Kräfte nötig, die intraoral über herausnehmbare Geräte verankert werden. Bei gleichzeitiger Unterkieferrücklage laufen die jungen Patienten Gefahr, bei einem Sturz ihre oberen Schneidezähne zu schädigen oder sogar zu verlieren. Die Behandlung sollte deshalb so früh wie möglich beginnen. Die Kombination des Headgears mit einem Aktivator ergibt eine effizientere Auflösung der „Gefahrensituation".

- **Retrognathie des Unterkiefers**

Die Behandlung hängt vom vorliegenden Gesichtstyp und Wachstumsmuster, der Schwere der Anomalie, weiteren assoziierten Fehlstellungen und vom Umfang der Dysfunktionen ab.

Die initiale Phase schaltet Zwangsbehinderungen aus, korrigiert alle funktionellen Interferenzen und bereitet den oberen Zahnbogen für die folgende Bisslagekorrektur vor. So wird der Unterkiefer eine optimale Abstützung in ausgeformten maxillären Strukturen erhalten.

> Wie von McNamara (1993) und Gugino (2000) gefordert, müssen die Therapiekonzepte der Klasse II heute überdacht werden. Diese Anomalien vereinen in sich häufig transversale, sagittale und vertikale Diskrepanzen. Die Lösung der transversalen Aufgabe als erste Maßnahme erlaubt eine spontane Einstellung des Unterkiefers in eine günstigere Lage. Dafür sollte der Oberkiefer nicht nur erweitert, sondern überkorrigiert werden, so dass der Unterkiefer im Bestreben nach intermaxillärer Harmonie nach vorne zu gehen „verpflichtet" wird. Dieses Vorgehen ist das genaue Gegenteil der Abfolgen während der Etablierung der Zwangssituation.

Es ist kein Zufall, dass sich eine starke Klasse II in eine mildere Form oder manchmal sogar in eine neutrale Situation auflösen kann. Dieses Ergebnis stellt sich jedoch nicht sofort ein; eine Reaktionszeit von 6 bis 12 Monaten (mit sicherer Retention im Oberkiefer) muss eingeplant werden.

An Einzelzähnen befestigte Apparaturen sollten im Milchgebiss nie und im Wechselgebiss nur spärlich benutzt werden. Für die Lösung von Blockaden (besonders in der Vertikalen) oder für eine Zahnbogenausformung vor der funktionskieferorthopädischen Phase können diese Techniken aber dennoch hilfreich sein. Meist wird in Anlehnung an Ricketts ein Utility-Bogen (aus 0,016" x 0,016" Blue Elgiloy im Unterkiefer und 0,016" x 0,022" im Oberkiefer) über Molarenbänder und frontale Brackets eingebunden. Bei stark vergrößertem Overjet mit erhöhtem Risiko eines Frontzahntraumas können an den Bögen zusätzlich intermaxilläre Gummizüge eingehängt werden.

Im Milchgebiss und zu Beginn der **Wechselgebissphase** kommen Geräte zur Anwendung, die in erster Linie auf das neuromuskuläre Funktionsmuster und orofaziale Dyskinesien einwirken:

- Mundvorhofplatte nach Hinz
  Sie stärkt die Lippen und hält die Zunge von einer Fehleinlagerung ab. Es sind verschiedene Arten und Formen erhältlich, die auch für sehr junge Kinder passend sind (Abb. 5-13).

- „Position-Trainer" nach Farrell
  Dieser vorkonfektionierte Positioner ist für Kinder zwischen 6 bis 8 Jahren entwickelt. Der „Position-Trainer" kontrolliert die Zungenlage und steuert den Zahndurchbruch.
- „Occlus-o-Guide" nach Bergensen mit vergleichbarem Konzept

Zur Eingewöhnung, Förderung des intraoralen Haltes während der Nacht und Etablierung eines „reizinduzierten" Muskelspiels sollten die Kinder ihr Gerät auch tagsüber für 3 bis 4 Stunden tragen. Die Behandlung ist bei Indikation durch entsprechende Schluck- und Atemübungen zu ergänzen.

In der **Ruhephase des Wechselgebisses** kommen dann nach Korrektur der mechanischen, funktionellen und psychologischen Probleme funktionskieferorthopädische Geräte zum Einsatz.

Dabei kann zwischen vielen verschiedenen Bauarten und deren Variationen gewählt werden. Die klassischen Vertreter, in Anlehnung an den Monobloc nach Robin, sind die Geräte von Andresen, Balters, Teuscher und Lautrou, weiter der Funktionsregler nach Fränkel (Abb. 5-33) und viele andere.

Funktionskieferorthopädische Geräte basieren auf der Modifikation und Stimulation des Wachstums: das Wachstum zu hemmen, wo erforderlich, und es zu lenken.

Die Geräte arbeiten nach zwei unterschiedlichen Prinzipien:

- Veränderung der Unterkieferlage, um den neuromuskulären Regelkreis zu durchbrechen
- Ausschaltung des Weichteildrucks, um das faziale Funktionsspiel zu optimieren und die intraoralen Strukturen zu entlasten

Der sagittale Effekt dieser Geräte hat wahrscheinlich mehr Auswirkung auf den dentoalveolären Bereich als auf die knöchernen Strukturen.

Die Wirkung in der Vertikalen hängt stark von der Konstruktion ab. Befindet sich interokklusal ein Kunststoffblock, der dem weiteren Zahndurchbruch nicht durch Einschleifen angepasst wird, kann sich die vertikale Dimension (Bisshöhe) nicht verbessern. Wird der Kunststoff oberhalb der durchbrechenden Zähne sukzessive eingeschliffen, werden sich die Zähne vertikal frei entwickeln Durch die selektive Freigabe (vor allem im Unterkiefer) ist eine Einflussnahme auf die Spee-Kurve möglich. Die Eruption der Seitenzähne führt zu einer posterioren Rotation des Unterkiefers, wodurch sich das Kinn nach unten und in Konsequenz auch nach dorsal verlagert. So ist ein Aktivator nur für Patienten mit meso- oder brachyfazialem Gesichtstyp indiziert, nicht aber bei stark dolichofazialen Gesichtstypen (in Verbindung mit einem großen Gonionwinkel).

Weitere Kontraindikationen sind Platzdefizite innerhalb der Zahnbögen und eine Labialkippung der unteren Front.

Aktivatoren können in ihrer Wirkung durch extraorale Kräfte unterstützt werden (Abb. 5-34).

- **Alveoläre Retrusion des Unterkiefers**

Die Behandlung ist im Abschnitt „Generelle Anomalien" angesprochen.

Bei stark dolichofazialem Gesichtsaufbau sollte bis zum bleibenden Gebiss abgewartet werden, da in diesen Fällen eine Extraktionstherapie nötig werden kann. Die Behandlung ist als schwierig einzustufen und eine spätere chirurgische Korrektur nicht auszuschließen.

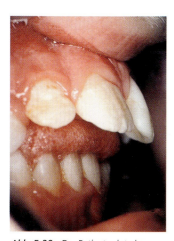 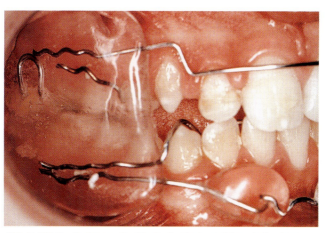

Abb. 5-33a Der Patient zeigt eine Klasse II/1 (mit alveolärer Protrusion im Oberkiefer und Retrusion im Unterkiefer) und ernste myofunktionelle Probleme, die die Zunge und periorale Muskulatur umfassen.

Abb. 5-33b Der Funktionsregler übt durch seine Interaktion mit den dentoalveolären und skelettalen Strukturen Einfluss auf die kraniofaziale Entwicklung aus. Die bukkalen Schilde und Pelotten halten die Wangen und Lippen von einer Kraftübertragung auf die Zähne ab und erlauben so eine freie Entfaltung der Zahnbögen. Die vertikale Ausdehnung der Schilde dehnt die Mukosa und stimuliert durch die Spannung des Periosts eine Knochenapposition an den lateralen Flächen der Alveolen. Wie der Name besagt, reguliert das Gerät eine Normalisierung der perioralen und bukkalen Muskeln durch aktive Übung. Bei einer Konstruktion mit Vorverlagerung der Mandibula wird der Funktionsregler, wie von McNamara (1993) dargelegt, das Wachstum im Sinne eines Aktivators stimulieren. Die Indikation findet sich bei Patienten mit mesofazialem oder brachyfazialem Gesichtstyp und ausgeprägten funktionellen Abweichungen der Zunge und perioralen Muskeln.

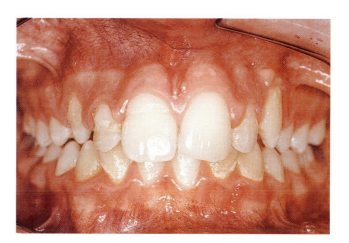

Abb. 5-33c Endergebnis

Klasse II/2

Die dentalen und skelettalen Merkmale sind:

- in der Regel distale Verzahnung im Seitenzahngebiet
- tiefer Überbiss
- Stellung der oberen Schneidezähne:
  - deutliche Retroinklination von 11 und 21
  - Labialkippung und Rotation von 12 und 22
- funktionell offener Biss durch laterale Einlagerung der Zunge
- starke Kaumuskeln

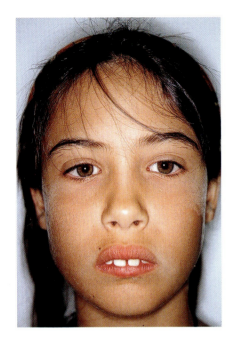
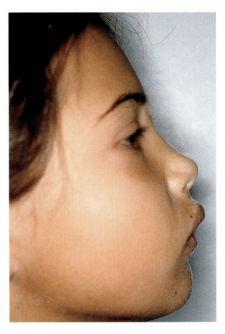

Abb. 5-34a En-Face-Aufnahme einer Patientin mit Klasse II/1 und Protrusion des oberen Alveolarfortsatzes

Abb. 5-34b Profil der Patientin

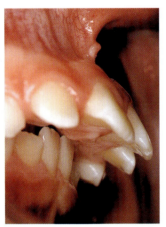
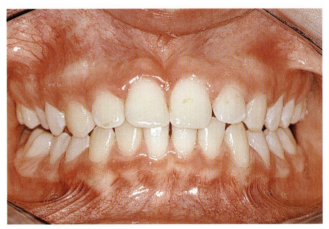

Abb. 5-34c Die laterale Ansicht verdeutlicht die ausgeprägte sagittale Stufe von 15 mm. Der Gaumen ist V-förmig deformiert, die unteren Schneidezähne weisen Engstände auf und stehen retroinkliniert.

Abb. 5-34d Intraorale Situation nach Abschluss der Behandlung. Der Oberkiefer wurde mit einer Quadhelix ausgeformt, die Front festsitzend retrudiert (Retraktions-Utility). Auch im Unterkiefer war ein Utility-Bogen eingesetzt. Nach Lösung der transversalen und vertikalen Blockaden trug die Patientin zur Lagekorrektur einen Aktivator nach Lautrou.

- distaler Zwangbiss des Unterkiefers
- konkaves Profil mit optischer Dominanz der Nase, dünnen und eingezogenen Lippen, deutlicher Supramentalfalte und in Folge einem markant erscheinenden Kinn
- kleiner Kieferwinkel

Die Klasse II/2 stellt eine diagnostische Einheit dar, die ein eigenes klinisches Gesamtbild zeigt. Etwa 2 bis 3% der Allgemeinbevölkerung (Frankreich) haben eine Klasse II/2; unter den kieferorthopädischen Patienten sind es bis zu 14%. Mädchen sind dreimal so häufig betroffen wie Jungen.

Anomalien der Klasse II **5**

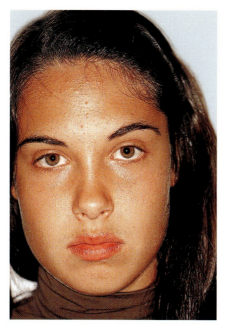

Abb. 5-34e
Frontalaufnahme der Patientin 2 Jahre nach Abschluss der Gesamtbehandlung

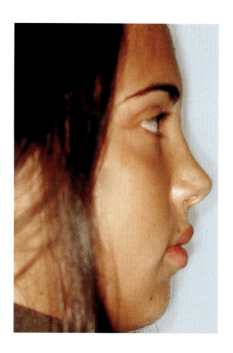

Abb. 5-34f
Die Profilaufnahme zeigt einen harmonischen Verlauf der Weichteilstrukturen, was das erste Anliegen von Patient und Eltern ist.

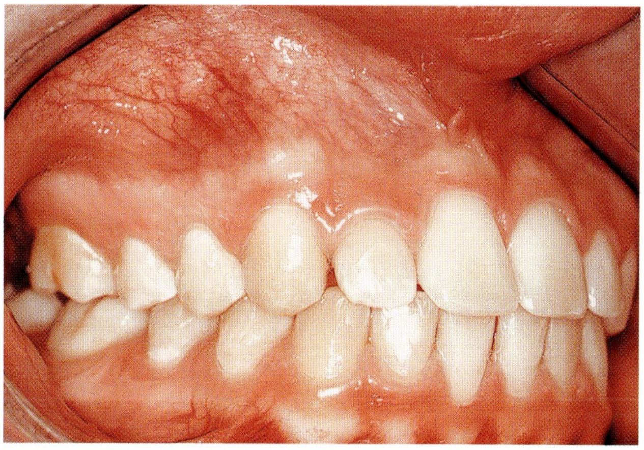

Abb. 5-34g Intraorale Seitansicht: Verzahnung nach den Gesetzen der Okklusion

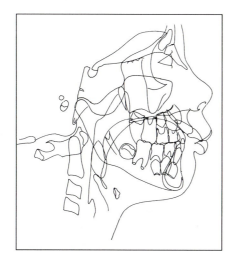

Abb. 5-34h
Kephalometrische Durchzeichnung vor Therapiebeginn. Kephalometrische Analyse der Patientin: siehe Abb. 4-25a und Abb. 4-25c

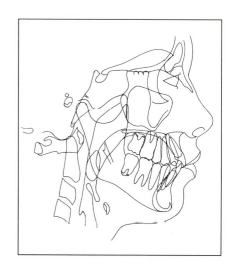

Abb. 5-34i
Kephalometrische Durchzeichnung am Ende der aktiven Behandlung

Die Merkmale manifestieren sich meist erst im Zahnwechsel, weshalb sich diese Patienten selten früh in der Praxis vorstellen.

Langlade (1981) hat zwei Typen der Klasse II/2 definiert:

- die „leichte" Klasse II/2 mit brachyfazialem Gesichtstyp und langem Ramus ascendens und
- die „schwere" Klasse II/2 mit dolichofazialem Gesichtstyp und kurzem Ramus ascendens

Die zwei Unterformen weisen in der Modellanalyse ähnliche dentale Merkmale auf, unterscheiden sich aber stark in ihrer fazialen Erscheinung und dadurch auch in ihren kephalometrischen Befunden. Die Behandlung ist für beide Fälle unterschiedlich.

Behandlung

Die Behandlung sieht in erster Linie die Auflösung konstringierender Faktoren vor. Der Unterkiefer ist durch den tiefen Biss, die Lingualkippung und Übereruption der oberen Front in einer Zwangslage gefangen. Extraktionen müssen, außer in seltenen Fällen mit starkem Platzmangel und dolichofazialen Strukturen, vermieden werden.

Gewöhnlich sollte die Behandlung in die Phase des Wechselgebisses oder des bleibenden Gebisses gelegt werden. In den wenigen Fällen, bei denen sich eine Klasse II/2 im Milchgebiss etabliert, kann eine Aufbissplatte oder ein „Nite-Guide" gegeben werden (siehe Abschnitt „Behandlung von tiefen Bissen").

Behandlung im Wechselgebiss

Die Behandlung besteht hier in der Intrusion und Torque-Applikation auf die Front. Dafür sollte festsitzend gearbeitet werden: Ein Utility-Bogen überstellt die Klasse II/2 in eine Klasse II/1.

Zur Vermeidung eines späteren Rezidivs (Wiederkehr des tiefen Bisses) besteht die Indikation einer vorausschauenden Retention, z. B durch einen Hawley-Retainer mit Aufbissplateau.

Progener Formenkreis (Anomalien der Klasse III)

Anteriorer Zwangsbiss (= „Progener Zwangsbiss")

Im Schlussbiss liegt ein umgekehrter Überbiss vor. Die Unterkieferstrukturen haben regelrechte Dimensionen.

Diagnose

In der klinischen Untersuchung zeigt sich ein konkaves Profil, wobei Kinn und Unterlippe nach vorne abweichen. Unter manueller Rückführung verringern sich diese Anzeichen.

Bei Mundschluss beschreibt der Unterkiefer eine normale Rotationsbewegung, gefolgt von einer Translation und Bissluxation zum Zeitpunkt des ersten Okklusionskontaktes.

Die **Modellanalyse** zeigt eine frontale Kopfbiss- oder Kreuzbiss-Stellung, die Molaren liegen in mesialer Verzahnung.

Die **kephalometrische Auswertung** weist folgende Merkmale auf:

- Convexity mit niedrigen oder negativen Werten (Hinweis auf ein konkaves Profil)
- Vergrößerung des Facial Plane Angle in habitueller Okklusion (bei manueller Reposition würden normale Werte vorliegen)

Die Differentialdiagnose stützt sich auf den Vergleich des kephalometrischen Befundes mit der möglichen Rückführung in Neutrallage.

Die Position des Oberkiefers (Profilfotos und kephalometrisch) gibt Aufschluss über die Ursache der Fehlstellung und die Schuldfrage: Liegt zusätzlich eine maxilläre Retrognathie vor?

Für die Einstufung der Ätiologie müssen die Aspekte, die für die Fehlposition des Unterkiefers verantwortlich sein könnten, abgefragt werden:

- vorzeitiger Verlust oberer Milchschneidezähne
- Lingualinklination der oberen bleibenden Schneidezähne
- verzögerter Durchbruch der oberen Schneidezähne
- vorzeitiger Durchbruch der unteren Schneidezähne
- Vorkontakte im Bereich der Milcheckzähne und -molaren
- Nachahmung des Verhaltens eines Säuglings, wie einige Kliniker berichten
- hypertrophe Tonsillen, die das Kind (um die Luftwege freizuhalten) in eine protrudierte Unterkieferlage zwingen

Die Prognose ist gut, insbesondere bei jungen Patienten.

Behandlung

Im Milchgebiss sollte die Therapie sofort nach Diagnosestellung erfolgen:

- selektives Beschleifen der Milchzähne nach der Methode von Planas (1992): Beseitigung okklusaler Störstellen, die den Unterkiefer nach vorne gleiten lassen
- Platte nach Eschler
  Die Gaumenplatte trägt einen speziellen Labialbogen in der Grundform eines Gegenkieferbügels. Der Labialbogen führt unter Umgehung der oberen Schneidezähne direkt abwärts zu den unteren Schneidezähnen, denen er eng anliegt. Zur Entkopplung der Okklusion können laterale Aufbisse in die Platte eingearbeitet werden. Sie sollten aber sofort nach erfolgter Überstellung entfernt werden. Dabei muss ein leichter Überbiss der oberen Front vorhanden sein, damit das Ergebnis nach Entfernung der Aufbisse durch die Okklusion abgesichert ist. Zur Nahrungsaufnahme wird die Platte herausgenommen.
- Crozat-Quadhelix (an den zweiten Milchmolaren fixiert)

Patienten **in der Phase des Wechselgebisses** werden in gleicher Weise, wie im Milchgebiss angezeigt, behandelt.

Folgende Elemente und Techniken können den bereits beschriebenen Methoden zugefügt werden:

- herausnehmbare Platte mit transversaler Schraube und anterioren Protrusionsfedern für die oberen Schneidezähne

5 Therapie

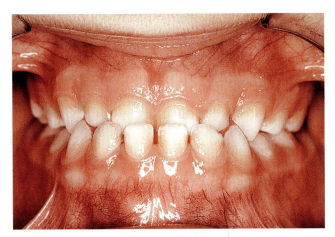

Abb. 5-35a Der Unterkiefer gleitet im Schlussbiss nach vorne.

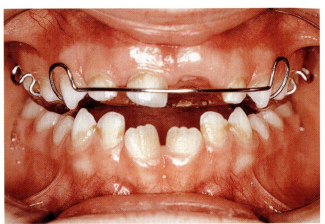

Abb. 5-35b Behandlung mit einer herausnehmbaren Platte mit lateralen Aufbissen und Protrusionselementen

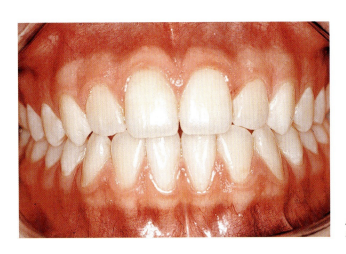

Abb. 5-35c Intraorale Aufnahme desselben Patienten 6 Jahre nach abgeschlossener Frühbehandlung. Es wurde keine Folgebehandlung durchgeführt.

- schiefe Ebene (aus Kunststoff), auf die unteren Schneidezähne zementiert oder geklebt
- Quadhelix mit Federarmen für die Protrusion der oberen Frontzähne (Abb. 5-36)
- Molarenbänder und frontale Brackets zur Eingliederung eines Vollbogens, um die Schneidezähne zu überstellen und anschließend für die Sicherung des Überbisses zu extrudieren (Abb. 5-22)

In vielen Fällen ist eine Rekonturierung der Maxilla mit einer Quadhelix (bukkaler Wurzeltorque der Molaren) oder, wie NcNamara (1993) vorschlägt, eine Gaumennahterweiterung mit Kappenschienen (die eine zentripedale Aktion nach distal ausübt) nötig. Häufig muss bei Verlegung der Luftpassage hypertrophes tonsilläres Gewebe entfernt werden. Die Umstellung von der Mund- zur Nasenatmung rundet den Behandlungserfolg ab.

Progener Formenkreis (Anomalien der Klasse III) **5**

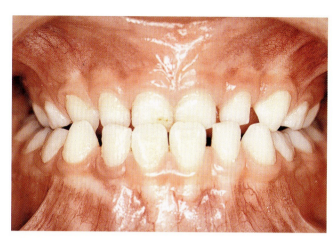

Abb. 5-36a *Die frontale Ansicht zeigt einen frontalen und rechtseitigen Kreuzbiss mit gleichzeitiger Mittellinienverschiebung. Bei Rückführung des Unterkiefers sind eine Kopfbiss-Stellung, eine Seitenokklusion ohne Kreuzbiss und eine korrekte Mittellinie einstellbar.*

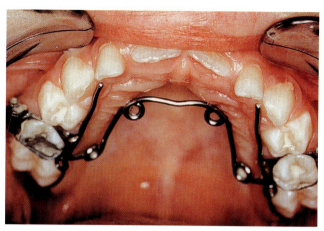

Abb. 5-36b *Die Situation war im Milchgebiss mit einer Crozat-Quadhelix vorbehandelt. Nach Durchbruch der bleibenden Molaren ist eine zweite Quadhelix zur abschließenden Korrektur und Sicherung des Ergebnisses eingegliedert.*

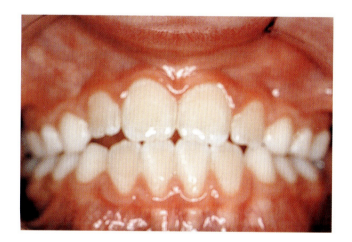

Abb. 5-36c *Nach Abschluss der aktiven Phase folgte ein myofunktionelles Training.*

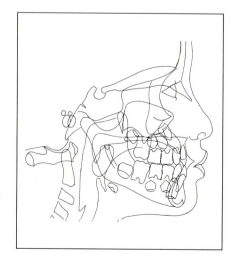

Abb. 5-36d *Kephalometrische Durchzeichnung vor Behandlung in einem Alter von 6 Jahren und 8 Monaten. Nebenbefund: Hyperlordose der Halswirbelsäule*

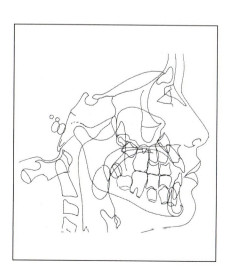

Abb. 5-36e *Kephalometrische Durchzeichnung 3 Jahre später. Man beachte die regelrechte Lage der Halswirbelsäule und des Zungenbeins.*

Mandibuläre Prognathie

Es liegt ein überdimensionierter Unterkiefer vor, der von den Normmaßen abweicht.

Klinische Erscheinung

- Dezente mandibuläre Prognathie (nur mäßige Abweichung der skelettalen Strukturen) mit anteriorem Kreuzbiss
- mandibuläre Prognathie in Kombination mit maxillärer Retrognathie (Während des Wachstums tritt eine Zwischenphase von unterschiedlicher Dauer auf, in welcher der Unterkiefer vor anteriorer Manifestierung lediglich in den umgekehrten Überbiss gleitet) (Abb. 5-37)
- gut entwickelter Oberkiefer mit übergroßem Unterkiefer (Makrognathie)
- übergroßer Unterkiefer mit zusätzlichen morphologischen Abweichungen: großer Gonionwinkel, frontal offener Biss, Vergrößerung der posterioren Gesichtshöhe

Alle diesen Formen können auch asymmetrisch sein.

Diagnose

Durch die anteriore Lage von Kinn und Unterlippe zeigt das Profil einen konkaven Verlauf.

Die **Modellanalyse** dokumentiert einen frontalen Kopf- oder Kreuzbiss und eine Molarenrelation in deutlicher Klasse III.

Kephalometrischer Befund:

- Vergrößerung des Facial Plane Angle
- Convexity mit negativem Wert (Hinweis auf ein konkaves Profil)
- A-Punkt häufig hinter der McNamara-Linie
- offener Gonionwinkel
- Länge des Unterkieferkörpers deutlich über den Normwerten
- Kondylen im Fernröntgenseitenbild oberhalb der Frankfurter Horizontalen projiziert

Die Differentialdiagnose beruht auf der skelettalen Relation von Ober- und Unterkiefer und auf dem kephalometrisch bestimmten Prognathiegrad (Abb. 5-38; 8 Faktoren-Analyse).

Eine reine Überentwicklung der Kinnstrukturen (Progenie) muss ausgeschlossen werden.

Die ätiologische Diagnostik beinhaltet folgende Überlegungen:

- genetische Faktoren, wie familiär bedingte Neigung zu einem exzessiven Unterkieferwachstum (vgl. Mitglieder der Habsburgerdynastie)
- Mundatmung und tiefe Zungenlage durch tonsilläre Hypertrophie (Einengung der Luftwege im Fernröntgenseitenbild erkennbar)
- Makroglossie
- anteriore Zwangsbissführung
- Retrognathie der Maxilla, die eine mesiale Entwicklung des Unterkiefers zulässt und unterstützt
- Akromegalie (ein eher seltener Befund)

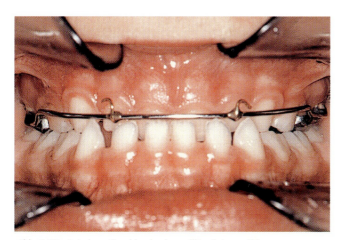

Abb. 5-37a Anteriorer Kreuzbiss durch maxilläre Retrognathie

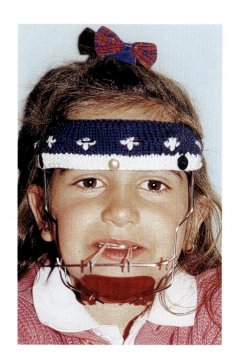

Abb. 5-37b Gesichtsmaske nach Delaire

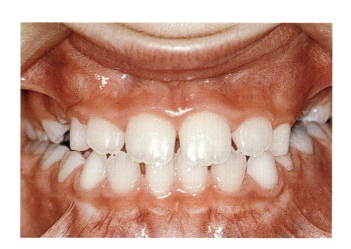

Abb. 5-37c Intraorale Ansicht nach abgeschlossener kieferorthopädischer Therapie

Die Prognose hängt von der klinischen Erscheinung, dem Alter des Patienten und dem zukünftig zu erwartenden Wachstumsmuster ab.

Bei anteriorer Zwangsbissführung oder alveolären Stellungsfehlern ist die Prognose als gut zu bewerten.

Dennoch werden sich einige Typen des progenen Formenkreises außerhalb der Normen entwickeln, die rein kieferorthopädisch behandelt werden können und eine chirurgische Intervention im Erwachsenenalter nötig machen.

Nach Ricketts steht in Ergänzung der 11-Faktoren-Analyse eine weitere kephalometrische Auswertung zur Prognose der Klasse III.

Die Analyse stützt sich auf acht kephalometrische Werte. Der Prognathiegrad wird durch die vorhandene Abweichung zu den Normwerten bestimmt (Abb. 5-38).

5 Therapie

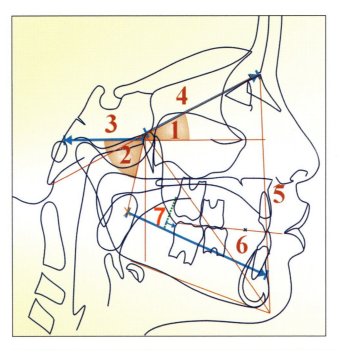

Abb. 5-38 Kephalometrische Risikofaktoren für einen progredienten Verlauf einer Klasse III

Klasse-III-Prognose nach Ricketts	Normwerte	Klasse III
1. Cranial Deflection: Winkel gebildet von der Frankfurter Horizontalen und der Linie Basion–Nasion	27 ± 3°	↗
2. Position des aufsteigenden Astes: Winkel zwischen der Frankfurter Horizontalen und der Linie CF-Xi (nach hinten gemessen)	76 ± 3°	↗
3. Abstand von Porion zu Pterygomaxillare	−39,0 ± 2,2 mm	↘
4. Länge der der anterioren Schädelbasis: Abstand von Nasion zu cc	55 ± 2,5 mm	↘
5. Convexity: Abstand vom A-Punkt zu Facial Plane	2,0 ± 2,0 mm	↘
6. Länge der Unterkieferkörpers: Abstand von Xi zu Pm	65,0 ± 2,7 mm	↗
7. Molarenrelation	−3,0 mm	über −6,0 mm
8. Eckzahnrelation	−2,0 mm	über −5,0 mm

8-Faktoren-Analyse

Die aussagekräftigsten Werte der Analyse, die auf das Vorliegen einer echten Klasse III hinweisen, sind:

- Cranial Deflection
- Position und Neigung des Ramus ascendens
- Abstand von Porion zu Pterygomaxillare
- Molaren und Eckzähne in reiner Klasse-III-Relation
- Länge der anterioren Schädelbasis zur Länge des Unterkieferkörpers
  - Eine Disharmonie dieser beiden Variablen ist ein zusätzlicher Warnhinweis.

Die Summe der klinischen Abweichungen in diesen Messungen definiert die Behandlungsgrenzen:

- bei weniger als vier klinischen Abweichungen ist eine erfolgreiche kieferorthopädische Behandlung möglich.

Progener Formenkreis (Anomalien der Klasse III) **5**

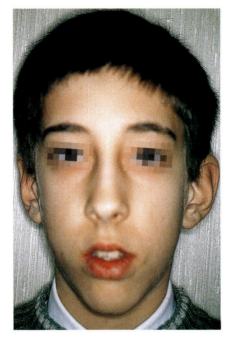

Abb. 5-39a Patient mit Mundatmung, deutlich dolichofazialem Gesichtstyp und Klasse-III-Malokklusion

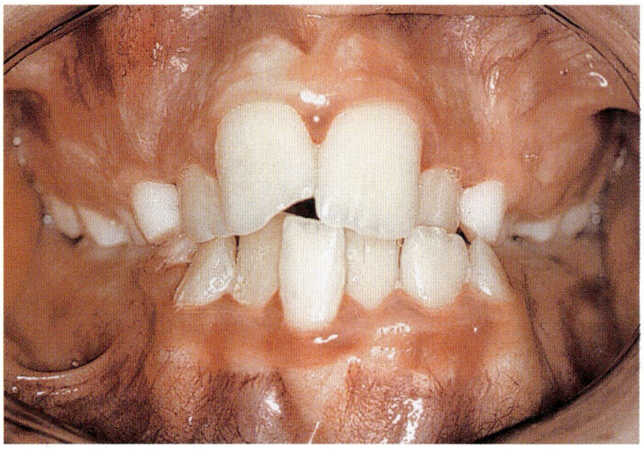

Abb. 5-39b Sowohl Ober- als auch Unterkiefer sind in ihren transversalen Dimensionen stark eingeengt.

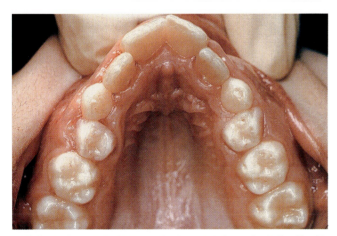

Abb. 5-39c Okklusale Aufsicht auf den oberen Zahnbogen (vor Behandlung)

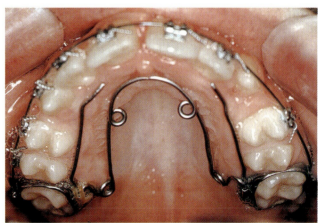

Abb. 5-39d Quadhelix zur transversalen Erweiterung

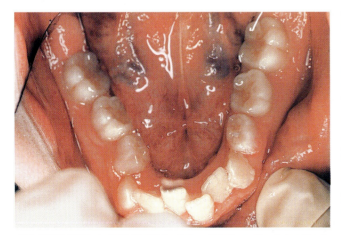

Abb. 5-39e Okklusale Aufsicht auf den unteren Zahnbogen (vor Behandlung)

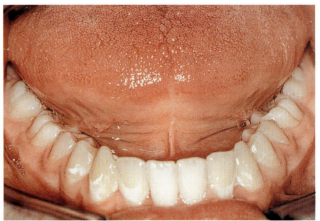

Abb. 5-39f Zustand nach Behandlung mit einer Bihelix und folgender festsitzender Phase

- Bei 4 bis 6 klinischen Abweichungen besteht ein Risiko hinsichtlich einer rein kieferorthopädischen Lösung.
- Bei mehr als 6 Punkten ist die Wahrscheinlichkeit zu einer chirurgischen Lagekorrektur sehr hoch.

Behandlung

Bei starker Malokklusion oder bei hyperdolichofazialen Typen mit großem Gonionwinkel ist es ratsam, die Behandlung nicht zu früh zu beginnen, da die therapeutischen Bemühungen niemals mit dem Wachstum Schritt halten werden. Diese Patienten benötigen einen chirurgischen Eingriff nach Wachstumsende. Die Entscheidung beruht auf einer detaillierten kephalometrischen Analyse und einer kritischen Beurteilung der Prognosefaktoren für eine progrediente Entwicklung.

In weniger gravierenden Fällen ist ein früher Behandlungsbeginn anzustreben, vor allem dann, wenn die Ursache, wie häufig der Fall, im Oberkiefer liegt. Ziel ist eine Wachstumsförderung der Maxilla in anteriorer und transversaler Richtung.

Sowohl im Milch- als auch im Wechselgebiss werden dieselben Apparaturen eingesetzt:

- Geräte siehe „Anteriorer Zwangsbiss"
- Delaire-Maske

> Bei jedem Patienten, auch bei schlimmsten Abweichungen, sollten individuell optimale Verhältnisse im Oberkiefer in Bezug auf Größe und Form eingestellt werden und alle zusätzlichen Risikofaktoren für einen progredienten Verlauf eliminiert werden. Dazu zählen Mundatmung, Hypertrophie des tonsillären Gewebes und eine tiefe Zungenlage mit oder ohne fehlerhaftem Schluckmuster (Abb. 5-39). Zur weiterführenden Diagnosesicherung und Einschätzung der Entwicklungspotenz kann auf die Wachstumsvorhersagen nach Ricketts zurückgegriffen werden.

Geräte und Techniken

6

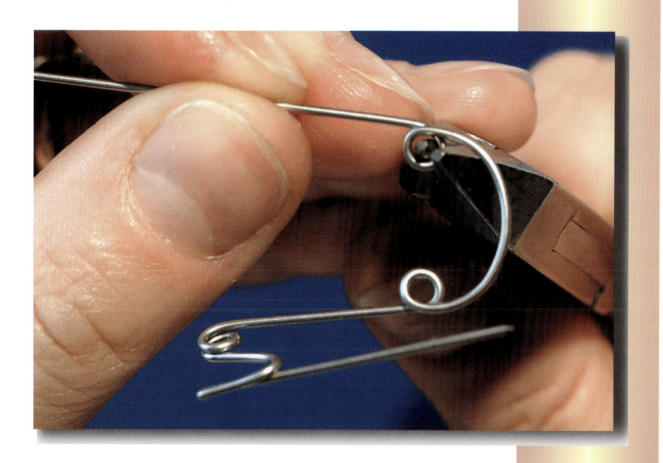

Dieses Kapitel zeigt die labortechnischen Fertigungsprozesse und klinische Handhabung wesentlicher Behandlungsgeräte und diskutiert ihre Indikationen.

Geräte, die einen aufwändigeren Laborprozess durchlaufen, werden in bereits ausgearbeiteter Form vorgestellt und besprochen.

Geräte zur transversalen Erweiterung

Quadhelix

Die von Ricketts entwickelte Apparatur besteht aus einem W-förmigen Transpalatinalbogen, der durch Einbiegung von vier Helices mehr Flexibilität erhält.

Labortechnische Arbeitsschritte

Für den Einsatz im Milchgebiss wird die Quadhelix aus Blue Elgiloy der Stärke 0,032" (Ø 0,8 mm) gebogen, im Wechselgebiss und bei permanenter Dentition eignet sich dieselbe Drahtqualität in der Stärke 0.036" (Ø 0.9 mm). Die Verbindung zu den dentalen Halteelementen kann sowohl steckbar – und damit abnehmbar – als auch untrennbar gestaltet werden. Das steckbare Design benötigt keinen unmittelbaren Laborprozess und kann damit direkt am Stuhl angepasst und im Anschluss sofort eingesetzt werden. Die technische Umsetzung des steckbaren Designs ist Schritt für Schritt in den Abb. 6-1a bis 6-1v nachzuvollziehen.

Bei der verlöteten Quadhelix ist eine zusätzliche vorbereitende Sitzung nötig. Die im Mund angepassten Bänder werden mit Alginat abgeformt, abgenommen, sorgfältig in die Abformung reponiert und mit etwas Klebewachs in ihrer Position gesichert (Abb. 6-2a). Der Techniker biegt die Apparatur, richtet sie an den Bändern und am Modell aus und fügt sie zu einem Einzelstück zusammen (Abb. 6-2b bis 6-2d).

Aktivierung

Die Quadhelix kann vor der intraoralen Eingliederung auf zwei Weisen aktiviert werden.
- Ricketts et al. (1979) schlugen ursprünglich eine Aktivierung mit einer Aderer-Zange zur Programmierung der Expansion und Molarenrotation vor (Abb. 6-3).
- Die Autoren wenden eine Technik an, die von Kholoki (1995) beschrieben wurde. Als Grundlage für die Justierung dient die Pentamorphic Chart (Schablone zur Bestimmung der idealen Zahnbogenform) (Abb. 6-4 bis 6-7).

Crozat-Quadhelix

Das Design ist in Abb. 6-8 dargestellt.

Quadhelix mit Zungengitter

Als zusätzliche Funktionskomponente kann ein Zungengitter an der Quadhelix angebracht werden (Abb. 6-9).

6 Geräte und Techniken

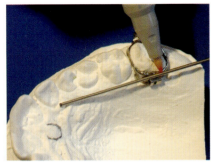

Abb. 6-1a bis 6-1v Bilderfolge zur Anfertigung einer steckbaren Quadhelix

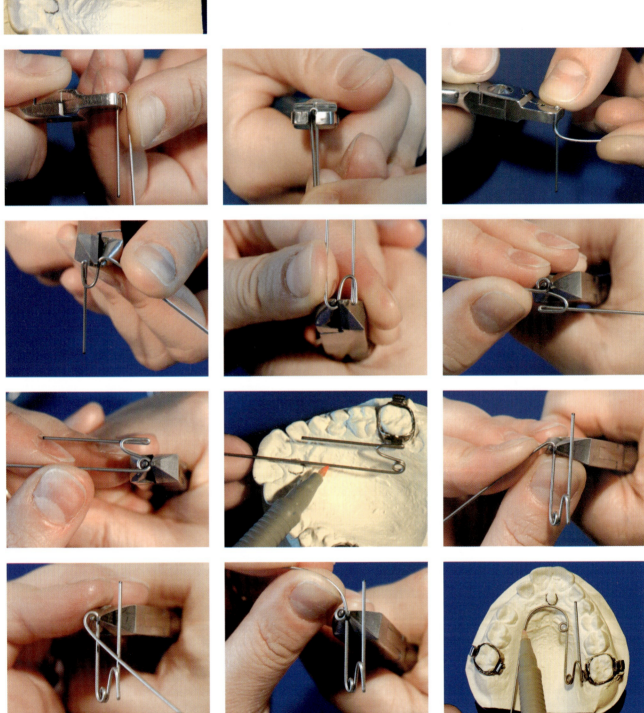

114

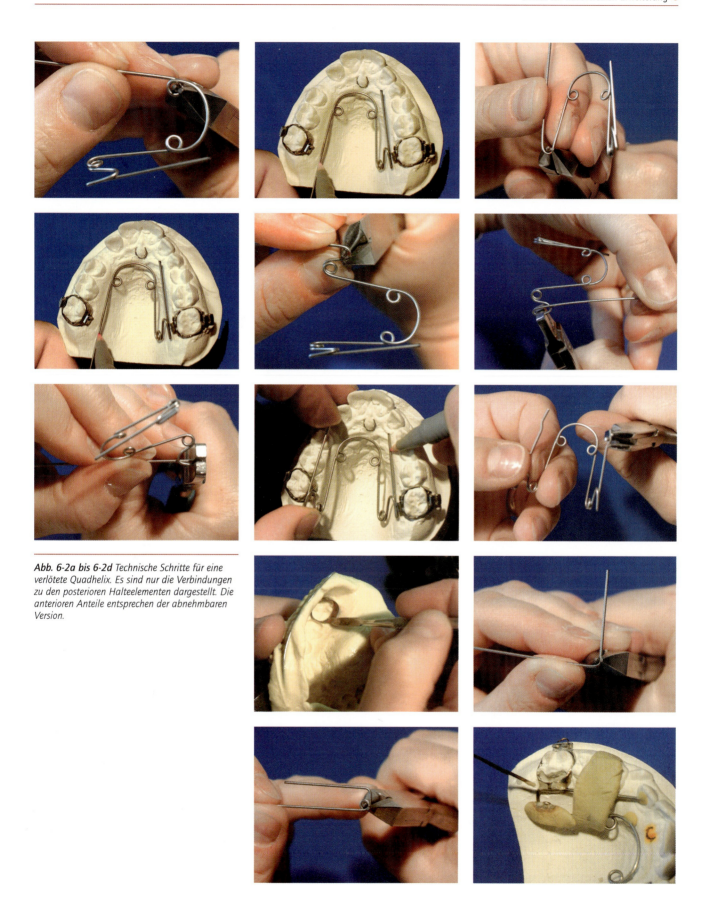

Abb. 6-2a bis 6-2d Technische Schritte für eine verlötete Quadhelix. Es sind nur die Verbindungen zu den posterioren Halteelementen dargestellt. Die anterioren Anteile entsprechen der abnehmbaren Version.

6 Geräte und Techniken

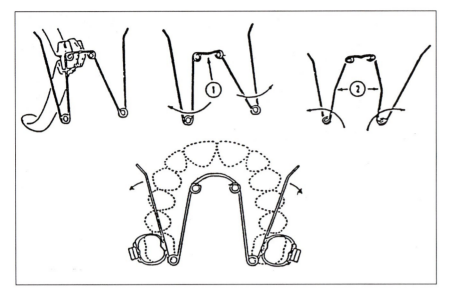

Abb. 6-3 *Methode nach Ricketts et al. (1979)*
(1) *Biegung am anterioren Drahtsegment für eine bilaterale Expansion, die der Größenordnung einer halben Molarenbreite entsprechen soll*
(2) *Die Biegungen in den lateralen Drahtsegmenten bewirken eine Distorotation der Molaren.*

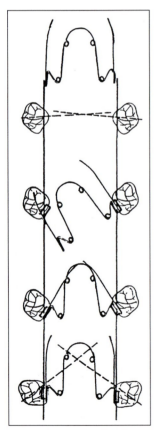

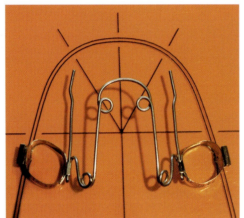

Abb. 6-4a *Methode nach Kholoki (1995). Aktivierung einer verlöteten Quadhelix*
- *Bestimmung der Zahnbogenform mittels Pentamorphic Chart*
- *exakte Platzierung des Modells auf der Mustervorlage und Markierung der mesialen Molarenflächen*
- *Ausrichtung der Quadhelix auf der Vorlage*
  Die Bänder kommen jeweils 3 mm hinter den eingezeichneten Markierungen zu liegen. Die Tubes müssen dabei parallel zur Mittellinie sein.

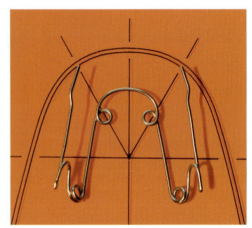

Abb. 6-4b *Aktivierung einer herausnehmbaren Quadhelix*
- *Ausrichtung 8 bis 10 mm innerhalb der Schablone Dieser Abstand entspricht der durchschnittlichen Breite der Molaren.*
- *Die Einführstege sind parallel zur Mitte zurechtgebogen. So eingestellt, hat die Quadhelix die Kapazität, die Molaren zu rotieren und den Zahnbogen in Harmonie mit der gewählten Bogenform zu erweitern.*

Abb. 6-5 *Schematische Darstellung der Effekte auf die bukkalen Segmente (transversale Ebene). Situation mit mesial rotierten Molaren:*
- *Die Quadhelix wurde anhand des gewählten Zahnbogenmusters (Pentamorphic Chart) voraktiviert. Die Einführstege der Apparatur sind parallel zur Mittellinie (toe-in Information).*
- *Wird einer der beiden Schenkel in das palatinale Röhrchen inseriert, kommt das kontralaterale Segment distal seines Molaren zu liegen.*
- *Sind beide Schenkel eingeführt, übt die Apparatur ein Drehmoment auf die Molaren aus.*
- *Korrektur der mesial rotierten Molaren*

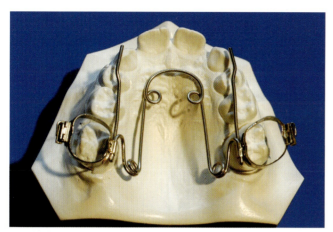

Abb. 6-6a Aktivierte Quadhelix über dem Situationsmodell. Die lateralen Zahnbogensegmente werden durch genaue Ausrichtung und Aktivierung der Arme ausgeformt. Im Bereich der Eckzähne ist eine kompensatorische Biegung nötig, die der palatinalen Zahnbogenform entspricht. Weitere Aktivierungen können bei Bedarf alle zwei bis drei Sitzungen durchgeführt werden, indem die Quadhelix dezementiert oder bei gesteckten Varianten abgenommen, nachaktiviert und zurückgesetzt wird. Die Kontrolle der Aktivierung erfolgt durch Anlegung an das Bogenmuster, das zu Beginn der Therapie gewählt wurde.

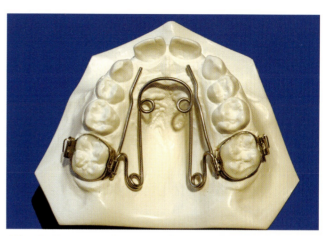

Abb. 6-6b Aktivierte Quadhelix auf dem Modell

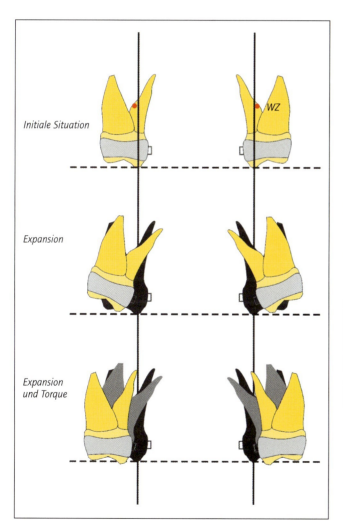

Abb. 6-7a Schematische Darstellung der Wirkung in der Transversalebene (nach Kholoki, 1995).
- Anfängliche Position der Molaren (WZ=Widerstandszentrum)
- Die expansive Programmierung kippt die Kronen nach bukkal (Applikation der Kraft im Abstand zum Widerstandszentrum).
- Für die körperliche Bewegung ist ein bukkaler Wurzeltorque nötig. Um ungewollte Nebenwirkungen (Extrusion oder Intrusion) zu vermeiden, muss der eingestellte Torque auf beiden Seiten gleich sein.

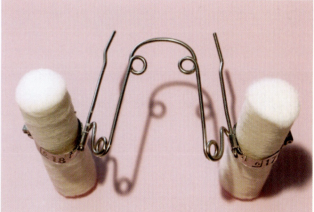

Abb. 6-7b Überprüfung des eingestellten Torque. Zur Beurteilung der Parallelität werden in beide Bänder Watterollen gesteckt. Sind die Watterollen parallel zueinander, ist die Torquewirkung null. Divergieren die Watterollen nach oben und außen, resultiert ein bukkaler Wurzeltorque. Diese Information muss für eine körperliche Expansion und orthopädische Wirkung einprogrammiert werden. Der Torque wird bei der festsitzenden Variante in den verlöteten Teil eingebracht, bei der abnehmbaren Variante in die Anteile, die in die palatinalen Tubes eingefügt werden. Die Einführstege wirken in der Art eines Vierkantbogens.

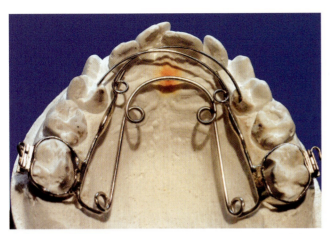

Abb. 6-8 *Quadhelix mit Crozat-Elementen. Die konventionelle Quadhelix ist durch Anbringung zweier anteriorer Federarme (0,024" Elgiloy) modifiziert, die an die Tubercula der Schneidezähne führen. Die Protrusionsfederarme sind jeweils bis zu den distalen Flächen der kontralateralen Eckzähne ausgedehnt. Der Loop in der Eckzahnregion ermöglicht die Aktivierung für die Labialführung der Schneidezähne.*

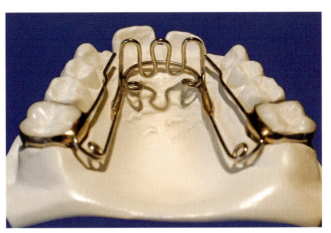

Abb 6-9 *Quadhelix mit Zungengitter, das aus 0,036" starkem Draht gefertigt und mit dem transpalatinalen Anteil der Quadhelix verbunden ist.*

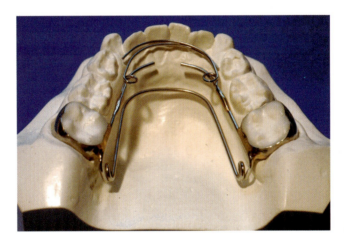

Abb. 6-10 *Bihelix mit Crozat-Elementen*

Bihelix

Laborfertigung

Die Alginatabformung wird zusammen mit den angepassten Bändern ausgegossen. Das Modell muss von guter Qualität sein und die lingualen Bereiche und die Lage des Zungenbändchens genau wiedergeben. Das Material ist hier ebenfalls ein 0,036" starker Blue Elgiloy. Die Bänder werden mit dem Drahtbogen verlötet.

Crozat-Bihelix

Die Crozat-Bihelix (Abb. 6-10) unterscheidet sich von der einfachen Bihelix durch zusätzliche anteriore Federn, die die unteren Schneidezähne nach labial bewegen. Die Federn sind an den lateralen Armen der Quadhelix verlötet.

Indikationen

- Derotation der Molaren in eine korrekte Verzahnung mit den oberen Molaren
- Rekonturierung der alveolären Basis durch Aufrichtung der Molaren (Vergrößerung des intermolaren Abstandes)
- sagittale Erweiterung durch Labialführung der Frontzähne
- Verankerung der Molaren
- Platzerhalterfunktion

Aktivierung

Das Gerät wird anhand der gewählten Zahnbogenform voraktiviert.

- Die Federn sollten in einem Abstand von 3 bis 4 mm vor der anterioren Kurvatur liegen, was der Substanzstärke der Schneidezähne mit geklebten Brackets entspricht.
- Die bukkalen Tubes der Molarenbänder liegen auf der Kontur der ausgesuchten Zahnbogenform, parallel zu Mittellinie.
- Zur Vermeidung eines posterioren Kreuzbisses nach erfolgter Aufrichtung wird ein physiologischer Molarentorque von 15 bis 20° gegeben. Auf beiden Seiten muss ein identischer Torque eingebracht werden, um unerwünschte Nebeneffekte (Extrusion und Intrusion) auszuschließen.

In Abständen von etwa zwei Monaten sollte die Bihelix regelmäßig bis zum Erreichen des therapeutischen Zieles nachaktiviert werden.

Transpalatinalbogen (Abb. 6-11a)

Laborprozess

Die Abformung und Modellherstellung entspricht dem bereits beschriebenen Verfahren (siehe „Labortechnische Arbeitsschritte der Quadhelix").

Indikationen

- Derotation der Molaren (Abb. 6-11b)
- einseitige Distalisierung eines Molaren (Abb. 6-11b)
- Torque-Applikation
- Vertikale Verankerung der Molaren

Aktivierung

Für die Programmierung des bukkalen Wurzeltorque wird der Transpalatinalbogen an seinen Einführstegen aktiviert. Die Wirkung wird überprüft, indem eine Seite des Bogens in sein Palatinalröhrchen inseriert wird: die Gegenseite sollte dann okklusal des kontralateralen Tubes liegen und umgekehrt.

Der Patient trägt unwissentlich zur vertikalen Verankerung bei, da die Zunge bei ihren funktionellen Aktionen gegen den transpalatinalen Anteil drückt.

Ist die Schlaufe nach vorne ausgerichtet, bewirkt der Zungendruck, dass die Kronen eine Mesialkippung erfahren. Wird ein Intrusions-Utility mit einem Transpalatinalbogen verankert, hilft

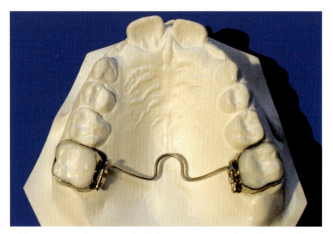

Abb. 6-11a Gesteckter Transpalatinalbogen. Der Bogen (0,036" Blue Elgiloy) besteht aus einer mittigen Schlaufe und zwei lateralen Armen, die in die palatinalen Röhrchen der Molarenbänder inseriert werden. Auch eine direkte Verbindung zu den Bändern ist möglich. Das Grundgerüst ist vorkonfektioniert und in verschiedenen Größen erhältlich.

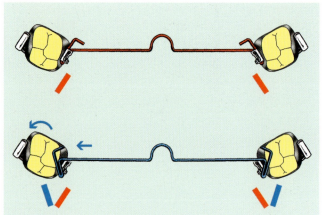

Abb. 6-11b (oben) Passiver Transpalatinalbogen, (unten) Aktivierter Transpalatinalbogen. Einprogrammierte Informationen zur Korrektur beider (rotierter) Molaren:
- bilateraler Toe-in für eine distopalatinale Derotation
- Expansion von maximal 1,5 mm
- Einprogrammierte Informationen zur einseitigen Distalisation eines Molaren:
- Toe-in für den Molaren, der nicht distalisiert werden soll
- Expansion von 1,5 mm!

dieser Effekt, die Molaren aufrecht zu halten, während die Frontzähne intrudiert werden (Ausgleich reaktiver Kräfte).

Bei nach hinten gerichteter Schlaufe ergibt sich unter Zungendruck eine Distalkippung der Kronen.

Forcierte Gaumennahterweiterung (GNE)

Geräte, die die Gaumennaht sprengen, können den Oberkiefer um 11 mm erweitern.

Die aktive Phase muss aufgrund der schnellen Expansion engmaschig kontrolliert werden. Eltern und Patient sollten gegenüber den seltenen Nebenwirkungen wachsam sein, die eine tägliche Aktivierung um 0,25 mm (Gesamtumdrehung der Schraubenspindel um ein Viertel) mit sich bringen kann. Darunter fallen Nasenbluten, Diplopie (Sehen von Doppelbildern), Schmerzen oder Spannungen im aktiven Bereich.

GNE mit vier Ankerbändern

Die Konstruktion ist in Abb. 6-12 erläutert.

GNE mit Kappenschienen

Im Unterschied zum konventionellen Design, das über vier Bänder verankert wird, ist die Schraube hier mit okklusalen Kompositkappen, die an den Seitenzähnen verklebt sind, verbunden (McNamara, 1993) (Abb. 6-13).

Dehnplatten im Oberkiefer

Die unterschiedlichen Arten sind unter 6-14 und 6-15 abgebildet.

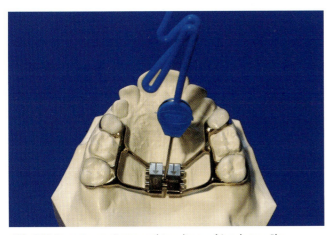

Abb. 6-12 Apparatur zur Gaumennahterweiterung (Verankerung über Bänder). Die Expansionsschraube ist über ihre lateralen Arme mit den Ankerbändern verbunden. Im Milchgebiss dienen die zweiten Milchmolaren und die Milcheckzähne als Ankerzähne, im Wechselgebiss die Sechsjahresmolaren und die ersten Milchmolaren. Der Stellschlüssel trägt eine Schutzextension, um einem versehentlichen Verschlucken des Schlüssels beim Verstellen der Schraube vorzubeugen.

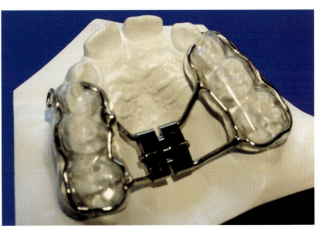

Abb. 6-13 Apparatur zur Gaumennahterweiterung mit Kappenschienen. Die Aufbisse werden an allen seitlichen Zähnen adhäsiv befestigt (McNamara, 1993). Das Gerät hat anteriore Häkchen, die über elastische Gummizüge mit einer Delaire-Maske verbunden werden können.

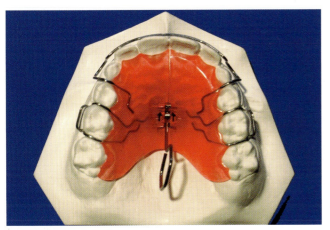

Abb. 6-14 Obere Dehnplatte mit mittiger Stellschraube. Die Platte besteht aus einem Labialbogen, Retentionselementen (Adamsklammern oder Knopfanker) und einer Dehnschraube über der palatinalen Sutur (im Unterkiefer über der Symphyse).

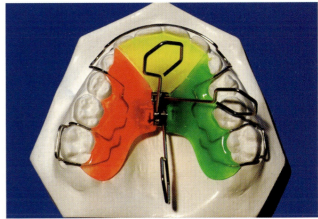

Abb. 6-15 Dehnplatte mit dreidirektionaler Schraube zur transversalen und sagittalen Zahnbogenerweiterung. Bei frontalem Kreuzbiss können bilaterale Aufbisse zur Entkopplung des Überbisses integriert werden.

Lückenhalter

Es sind zwei Platzhalter für den Unterkiefer (Abb. 6-16 und 6-17) und einer für den Oberkiefer (Abb. 6-18) beschrieben.

Lipbumper

Laborprozess

Die Bänder benötigen zusätzliche bukkale Röhrchen, die in Gingivahöhe angebracht sind. Der Lipbumper wird aus 0,045" Runddraht (Ø 1,1 mm) gebogen.

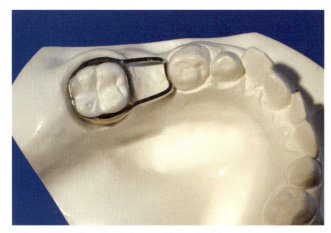

Abb. 6-16 Einseitiger Platzhalter zum Lückenerhalt des vorzeitig verlorenen zweiten Milchmolaren. Der Sechsjahresmolar ist mit einem Band versehen, von dem ein U-förmiger Bügel (Drahtstärke 0,9 mm) an die distale Fläche des ersten Milchmolaren führt.

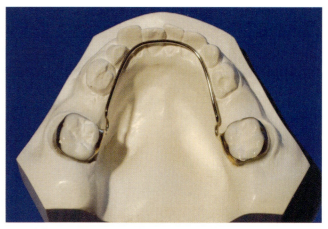

Abb. 6-17 Bilateraler Platzhalter. Die zwei Molarenbänder sind durch einen Lingualbogen (0,9 mm Drahtstärke) verbunden, der frontal in Kontakt zu den Schneidezähnen verläuft.

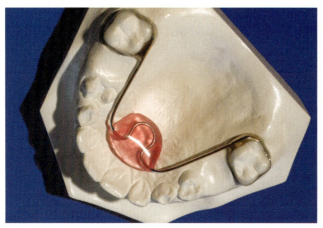

Abb. 6-18 Platzerhalt im Oberkiefer über einen Nance-Bogen. Die Molaren erfahren ihre Abstützung durch die palatinale Gaumenauflage (Nance-Button).

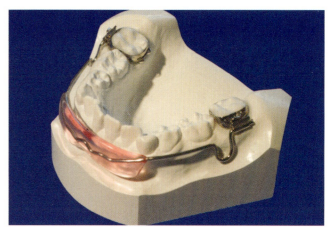

Abb. 6-19 Lipbumper

Der anteriore Teil kann über Schlaufenbiegungen oder als Kunststoffschild gestaltet werden und vorläuft etwa 2 mm vor den labialen Zahnflächen. Der bukkale Abstand an den Seitenzähnen beträgt 4 bis 5 mm.

Omegabiegungen, vergleichbar den Stopps beim Headgear, schließen den Drahtverlauf jeweils mesial der Molarenröhrchen ab. Über die Omegaschlaufen ist der Lipbumper aktivierbar.

Indikationen

Meist im Unterkiefer verwendet, kann der Lipbumper auch im Oberkiefer eingesetzt werden. Die Aufgaben sind:

- sagittale und transversale Korrektur der Molaren
- Derotation der Molaren
- physiologische transversale Zahnbogennachentwicklung durch Ausschaltung des Wangen- und Lippendrucks (Musculus orbicularis oris, Musculus mentalis)

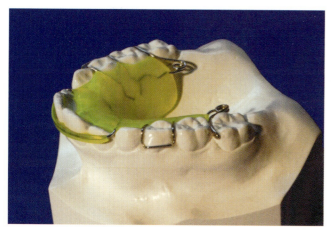

Abb. 6-20a Cetlin-Platte; laterale Ansicht. Die Platte trägt anterior einen mit Kunststoff ummantelten Schild (Grundgerüst aus 0,022" x 0,028" Draht) und Adamsklammern zur Retention an den ersten Milchmolaren.

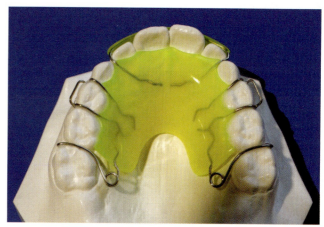

Abb. 6-20b Cetlin-Platte; palatinale Aufsicht. Ein 0,028" starker Runddraht wird zu einer Distalisierungsfeder mit Loop gebogen. Die Aktivierung erfolgt über die Loops. Falls mesial der Molaren nicht genügend Platz für den interproximalen Verlauf der Feder vorhanden ist, können zum Platzgewinn für ein bis zwei Tage Separiergummis gesetzt werden.

- Intrusion der Molaren bei Lage unterhalb des Zahnhalses
- Platzhalter durch Stabilisation der Molarenposition

Distalisierung von Molaren mit herausnehmbaren Platten

Oberkieferplatte nach Cetlin

Die Cetlin-Platte wird im Oberkiefer zur Distalisierung eines oder beider Molaren eingesetzt (Abb. 6-20).

Unterkieferplatte nach Schwarz

Die Unterkieferplatte nach Schwarz (Abb. 6-21) besteht aus einem lingualen Kunststoffkörper, Adamsklammern an den ersten bleibenden Molaren und in den Kunststoff einbetteten aktiven Schrauben mesial dieser Zähne. Der Patient oder die Eltern aktivieren die Distalschrauben mit einer Drehung pro Woche (= $1/4$ Umdrehung der Schraubenspindel).

Funktionskieferorthopädische Geräte

Funktionsregler nach Fränkel

Es gibt mehrere Varianten des Funktionsreglers. In diesem Rahmen ist nur der Fränkel „Typ II" vorgestellt (Abb. 6-22).

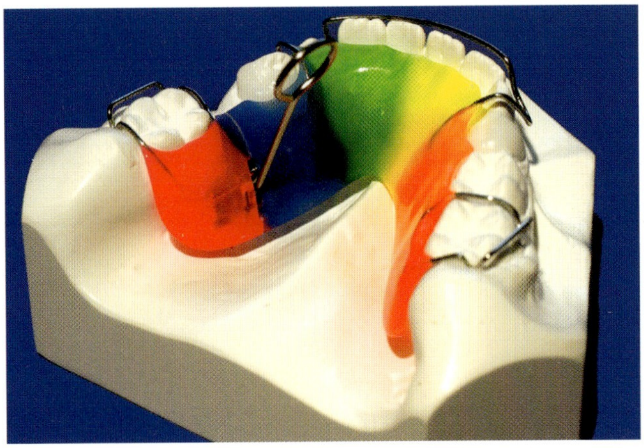

6 Geräte und Techniken

Abb. 6-21 Schwarz-Platte im Unterkiefer zur Molarendistalisation. In den Kunststoffgrundkörper sind zwei Adamsklammern für die permanenten ersten Molaren eingearbeitet. Die Schrauben sind mesial der Molaren in den Kunststoff eingebettet, so dass das posteriore Plattensegment durch Öffnung der Schraube nach distal bewegt wird.

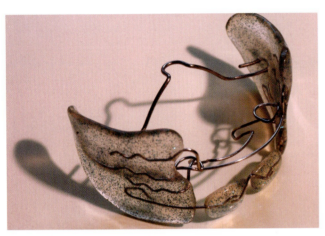

Abb. 6-22a Funktionsregler nach Fränkel und seine Komponenten.
- *Zwei bukkale Schilde, die für eine Vergrößerung des dynamischen oralen Funktionsraums sorgen und den Durchbruch der bleibenden Zähne fördern, indem die Wangenbereiche von der Einlagerung in den interokklusalen Bereich abgehalten werden.*
- *Zwei Labialschilde für die Abstützung der Unterlippe, die einem Einsaugen der Unterlippe entgegenwirken*
  Gleichzeitig wird ein kompetenter Lippenschluss unter physiologischer Muskelspannung gefördert.
- *Labialbogen zur Übertragung der Kraft der orofazialen Muskulatur auf die Zähne*

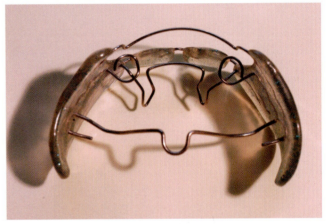

Abb. 6-22b
- *Zwei Eckzahnklammern zur intraoralen Stabilisierung des Gerätes oder für die aktive Bewegung dieser Zähne*
- *Transpalatinalbügel zur posterioren Verankerung und Lagefindung*
- *linguale Drahtschlaufe, durch die orthopädische Effekte auf den Unterkiefer übertragen werden*
  Diese Schlaufe fördert über den applizierten Druck auf die Mucosa einen Reflex, der die Protraktoren anregt und dadurch ein Wachstum der Kondylen nach vorne unten unterstützt (Musculus pterygoideus lateralis, unterer Kopf).

Aktivator nach Lautrou

Der Aktivator nach Lautrou (im Monobloc-Design) dient der funktionellen Lagekorrektur einer Unterkieferrücklage (Abb. 6-23).

Der Techniker sollte sorgfältig angefertigte Abformungen aus Alginat erhalten, aus denen er dimensionsstabile Gipsmodelle anfertigt.

Unterschnitte und interdentale Lücken müssen mit Wachs aufgefüllt werden. So sind eine leichte Eingliederung und eine optimale Passform für die Übertragung propriozeptiver Wirkungen auf das Parodontium gewährleistet. Die Patienten müssen zu dem eingesetzten Gerät sofort ein angenehmes Gefühl haben.

Der Konstruktionsbiss (aus Wachs) sollte 2 mm weniger extendiert sein, als die Dehnung der Bänder es erlaubt. Der Behandler bestimmt die Höhe des Konstruktionsbisses unter Beachtung der gewünschten Bisshebung und der für die Lagekorrektur nötigen Disklusion der Zahnreihen. Im interinzisalen Bereich sollte der Kunststoff eine Stärke von mindestens 1 mm aufweisen. Die Modelle werden mit dem Konstruktionsbiss einartikuliert; damit entspricht das Wachs der späteren interokklusalen Schichtstärke des Gerätes.

Bei den jeweiligen Kontrollsitzungen werden die aktuelle Bisslage und die vorhandenen Okklusionskontakte überprüft. Nach drei bis vier Monaten sollte sich der Overjet reduziert haben. Danach wird das Behandlungsziel neu definiert. Falls nötig, erfolgt eine erneute Konstruktionsbissnahme bis kurz vor den maximal möglichen Vorschub.

Zungenhülle nach Bonnet

Das Gerät bringt den Patienten dazu, die Zunge schnell und spontan in die richtige Lage an die palatinalen Gaumenfalten zu legen (Abb. 6-24).

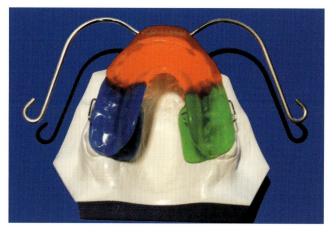

Abb. 6-23a Aktivator nach Lautrou, okklusale Aufsicht. Der Monobloc verläuft interokklusal und geht lingual in seine lateralen und frontalen Führungsflächen über. Palatinal bleiben die Papilla incisiva und die Gaumenfalten ausgespart. Die Retention erfolgt über Adamsklammern.

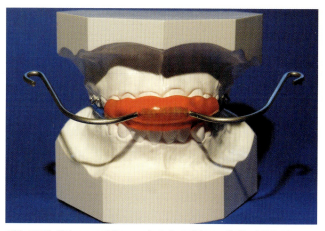

Abb. 6-23b Aktivator nach Lautrou, frontale Ansicht. Vestibulär sind die oberen Frontzähne vollständig und die unteren Frontzähne in ihrem oberen Drittel gefasst. Der Gesichtsbogen aus 1,5 mm Drahtqualität ist frontal im Kunststoffblock eingelassen. Um ein Ausreißen zu verhindern, wird er in einem einpolymerisierten Röhrchen (Durchmesser 1,9 mm) verankert.

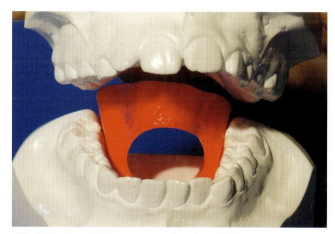

Abb. 6-24a Zungenhülle nach Bonnet, frontale Ansicht. Das Gerät besteht aus stabilem Kunststoff und ist in der Art einer Röhre mit weiter Aussparung über den Gaumenfalten gestaltet. Die Zunge schlüpft in die Hülle und sucht den Kontakt zur Öffnung über den Gaumenfalten.

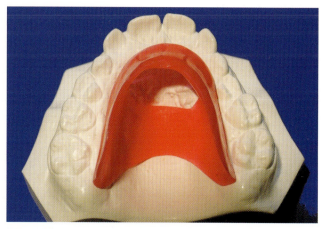

Abb. 6-24b Zungenhülle, okklusale Aufsicht. Die seitlichen Flügel verlaufen parallel zu den Alveolarfortsätzen, berühren sie aber nicht. Anterior schließt das Gerät mit einer schiefen Ebene nach kaudal ab.

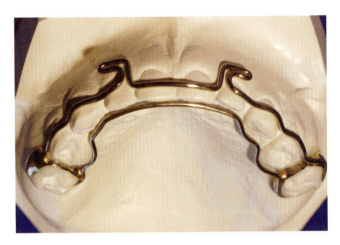

Abb. 6-25 Doppelbogen zur Verankerung einer Delaire-Maske. Der Doppelbogen verläuft zwischen den Molarenbändern bukkal und palatinal an den Zahnreihen entlang. Im Milchgebiss ist er an den zweiten Milchmolaren, im Wechselgebiss an den Sechsjahresmolaren verankert. In den bukkalen Draht sind im Bereich der Eckzähne zwei Häkchen eingebogen, in die elastische Gummizüge für die Verbindung zur Delaire-Maske eingehängt werden (siehe auch Abb. 5-37b). Die Apparatur ist für 12 Stunden pro Tag zu tragen; die Kraft muss in der Größenordnung für orthopädische Effekte liegen. Bei gleichzeitiger Gaumennahterweiterung wird die Wirkung der Delaire-Maske verstärkt. Anstelle eines Doppelbogens kann der orthopädische Zug dann über Häkchen an einer geklebten GNE erfolgen (siehe auch Abb. 6-13).

Orthopädische Kräfte (Anteriore Traktion)

Doppelbogen zur Verankerung von Gesichtsmasken

Der Doppelbogen für die intraorale Abstützung einer Delaire-Maske ist in Abb. 6-25 beschrieben.

Rein festsitzende Apparaturen

Utility-Bogen nach Ricketts

Der Utility-Bogen nach Ricketts (Abb. 6-26) wird bei Einsatz im Unterkiefer aus 0,016" x 0,016" Blue Elgiloy gebogen, im Oberkiefer aus 0,016" x 0,022".

Die Abb. 6-26a bis 6-26c erklären die Konstruktion und Aktivierung, Abb. 6-26d zeigt den fertigen Utility-Bogen am Modell.

Indikationen

- Intrusion der Frontzähne
- Extrusion der Frontzähne
- Torque oder körperliche Bewegung der Frontzähne
- Kortikale Verankerung der Molaren

Obwohl verschiedene Modifikationen des Utility-Bogens existieren, wird in diesem Rahmen nur derjenige für die Protrusion der unteren Schneidezähne beschrieben (Protrusions-Utility) (Abb. 6-27).

Protrusions-Bogen aus Nickel-Titan-Drähten

Das Prinzip wird in Abb. 6-28 erläutert.

Rein festsitzende Apparaturen 6

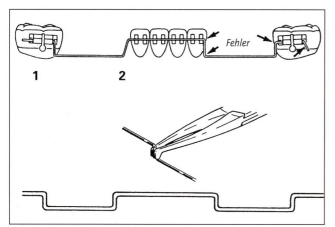

Abb. 6-26a Konstruktion eines Utility-Bogens für den Einsatz im Unterkiefer (nach Ricketts)
- Posteriorer Schenkel, nach oben zum Tube gebogen
- Anteriorer Schenkel, 2 mm distal des Brackets des lateralen Schneidezahnes abgebogen (oder am Kontaktpunkt des lateralen Schneidezahnes zum Eckzahn).
- Die abführenden Anteile dürfen nicht höher als 5 mm sein.
- Verlauf vor Konturierung der Zahnbogenform (Falsche Biegungen sind als „Fehler" in der Grafik markiert)

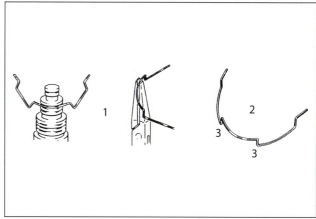

Abb. 6-26b Konstruktion eines Utility-Bogens
- Die anteriore Kurvatur wird mit einem Bogenformer oder einer De-la-Rosa-Zange gestaltet.
- Der gesamte Bogen erhält die Rundung der gewünschten Zahnbogenform.
- Um eine Verletzung der Gingiva zu vermeiden und den Bogen dem Verlauf des Alveolarfortsatzes anzupassen, werden die Schenkel nach bukkal abgewinkelt.

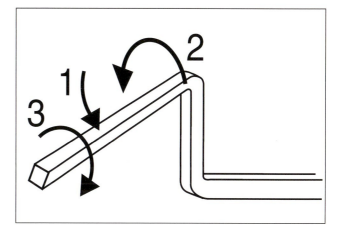

Abb. 6-26c Gestaltung des posterioren Segments
- Toe-in (horizontale Biegung nach innen)
- Tip-back-Biegung (vertikale Biegung nach unten) zur Übermittlung einer intrusiven Wirkung auf die Frontzähne. Der Bogen muss distal der Molaren umgebogen werden (Tie-back), um eine Protrusion der Frontzähne zu vermeiden. Die Kombination von Tip-back und Tie-back tendiert dazu, die Molaren nach distal zu führen, so dass diese mit einem Lingualbogen oder durch Verblockung mit den ersten Milchmolaren stabilisiert werden sollten.
- Physiologischer bukkaler Wurzeltorque von etwa 25°. Der Bogen wird an den Molaren in die gingival liegenden Zusatzröhrchen eingesetzt, um eine durch den Wurzeltorque bedingte Lingualneigung der Molaren auszugleichen.

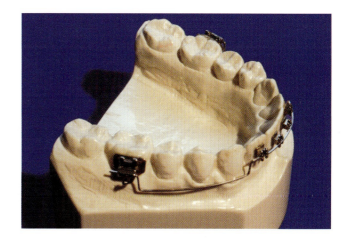

Abb. 6-26d Fertig gestellter Utility-Bogen. Zuerst wird der Draht in die Molarenröhrchen (ginivale Tubes!) eingesetzt und anschließend über Drahtligaturen oder Elastics anterior eingebunden.

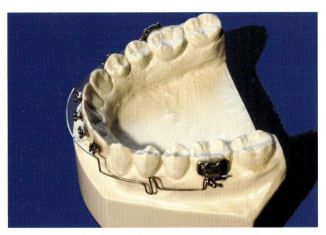

Abb. 6-27 *Protrusions-Utility im Unterkiefer. Für die Nachaktivierung sind in die lateralen Segmente Loops eingebogen.*

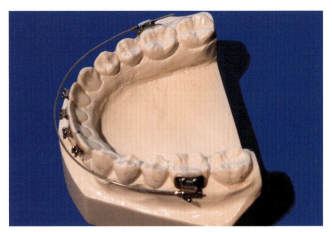

Abb. 6-28 *Protrusions-Utility aus Nickel-Titan-Draht (NiTi). Es werden vorgeformte Bögen der Stärke 0,016" x 0,022" verwendet. Der Draht muss uneingebunden einige Millimeter vor den anterioren Brackets zu liegen kommen. Diese Distanz ist mit mesial der Molaren platzierten Stopps gesichert. Zum Schutz der Wangen wird der Bogen mit einem Schutzschlauch aus weichem Kunststoff überzogen. Derselbe Typ kann auch im Oberkiefer Verwendung finden.*

Literatur

Ballard CF. Some bases for aetiology and diagnosis in orthodontics. Trans Br Soc Study Orthod 1948, Juni.

Björk A. Variations in the growth pattern of the human mandible: longitudinal radiographic study by the implant method. J Dent Res 1963;42:400-411.

Bonnet B. Un appareil de reposturation: L'enveloppe linguale nocturne. Rev Ortho Dentofac 1992;26:329-347.

Broadbent BH, Broadbent BH Jr, Golden WH. Bolton-Standards of dentofacial developmental growth. St. Louis: Mosby, 1975.

Cardonnet M, Patti A. Conoscenze fondamentali e implicazioni cliniche nelle disfunzioni craniomandibolari. Doctor Os 1996;VII:8-9.

Cardonnet M, Patti A. Conoscenze fondamentali e implicazioni cliniche nelle disfunzioni craniomandibolari. Doctor Os 1997;VIII:1.

Cardonnet M, Patti A. Relazione centrica fisiologica. Dentista Moderno 1998;16.8.

Cetlin NM, Hoeve AT. Nonextraction treatment. J Clin Orthod 1983;17:396-413.

Chatagnon R. Concept bioprogressif et traitement des classes II squelettiques. Vorgestellt auf dem Kongress SFODF, Paris, 1993.

Chateau M. Orthopédie dentofaciale, Band 1. Bases scientifiques. Paris: CdP, 1993.

Chauvois A, Fournier M, Girardin F. Rééducation des functions dans la thérapeutique orthodontique. Paris: SID, 1991.

Couly G. The tongue, a natural orthodontic appliance "for better or for worse" [in französisch]. Rev Ortho Dentofac 1989;23:9-17.

Dawson PE. Evaluation, diagnosis and treatment of occlusal problems. St Louis: Mosby, 1989.

Delaire J. Considérations sur la croissance faciale. Déductions thérapeutiques. Rev Stomatol Chir Maxillofac 1971;72:57-76.

Delaire J, Verdon P, Flour Nantes J. Möglichkeiten und Grenzen extraoraler Kräfte in postero-anteriorer Richtung unter Verwendung der orthopädischen Maske. Fortschr Kieferorthop 1972;39:27-45.

Delaire J. The potential role of facial muscles in monitoring maxillary growth and morphogenesis. In: Carlson DS, McNamara JA Jr. Muscle adaptation in the craniofacial region, Monographie 8, Craniofacial growth series. Ann Arbor, MI: Center for Human Growth and Development, University of Michigan, 1978.

Déneri JC. Le système diagnostique en bioprogressive zérobase. Rev Ortho Dentofac 2000;34:37-54.

Duchateaux C. Symétrie-Asymétrie-Dissymétrie. Stellungnahme der SFODF. Orthod Fr 1974;45(T1):7.

Favot P, Perrier d'Arc G. Examen clinique de la face en orthopédie dentofaciale. Encyclopedie Médico-Chirurgicale. Odontologie/Stomatologie. Paris: Elsevier, 1997:23-460-A10.

Fränkel R, Fränkel C. Orofacial orthopedics with the function regulator. Basel: Karger, 1989.

Fränkel R, Fränkel C. Der Funktionsregler in der orofazialen Orthopädie. Heidelberg: Hüthig, 1992.

Gelb H. New concepts in craniomandibular and chronic pain management. St Louis: Mosby-Wolfe, 1994.

Graber TM, Vanarsdall RL. Orthodontics. Current principles and techniques. St Louis: Mosby, 1994.

Gugino CF. Introduction à la philosophie bioprogressive zérobase présente et future. Rev Ortho Dentofac 2000;43:17-34.

Gugino CF, Duss I. Les concepts du dévérouillage: L'interaction entre form et fonction. Rev Ortho Dentofac 2000;34:83-108.

Haj Ibrahim F. Le crozat: Um moyen de modelage de l'arcade mandibulaire. Rev Ortho Dentofac 1995;29:231-238.

Harvold EP. Primate experiment on oral sensation and dental malocclusions: Am J Orthod 1973;63:494-508.

Hixon E, Oldfather RE. Estimation of the size of the unerupted teeth. Angle Orthod 1958;28:236-240.

Izard G. La pratique stomatologique. In: Orthodontie, 2. Auflage. Paris: Masson, 1943.

Kholoki MS. Quadhélix: approche orthodontique et clinique. Rev Ortho Dentofac 1995;29:251-258.

Korbendau JM, Guyomard F. Chirurgie parodontale orthodontique. Paris: CdF, 1998.

Korkhaus G. Gebiss-, Kiefer- und Gesichtsorthopädie. In: Bruhn C. Handbuch der Zahnheilkunde, Band 4. München: Bergmann, 1939.

Korn M, Schnabel S. Behandlung im Wechselgebiss mit flexiblen Lipbumpern im Ober- und Unterkiefer. Kieferorthop 1994;8:81-88.

Langlade M. Diagnostic orthodontique. Paris: Maloine, 1981.

Lautrou A. Activateur et force extra-orale à charnière. Rev Ortho Dentofac 1993;27:377-380.

Lejoyeux E, Flageul F. Orthopédie dentofaciale: une approche bioprogressive. Paris: Quintessence, 1999.

Linder-Aronson S. Naso-Respiratory. Considerations in orthodontics. In: Graber LW, Graber TM. Orthodontics. State of the art, essence of the science. St Louis: Mosby, 1984:116-121.

Loreille JP. Céphalométrie et orthodontie. Paris: SNPMD, 1992.

Luciani M. Il regolatore di funzione FR 2: Costruzione ed applicazioni. Bollettino di Informazioni Ortodontiche. Florenz: Leone, 1996:55.

Lupi L, Perrier d'Arc G, Muller M. L'examen clinique en orthodontie. Inf Dent 1996;78:1625-1631.

McNamara JA. A method of cephalometric evaluation. Am J Orthod 1984;86:449-469.

McNamara JA, Brudon WL. Orthodontic and orthopedic treatment in the mixed dentition. Ann Arbor, MI: Needham Press, 1993.

Moorrees CFA. The dentition of the growing child. A longitudinal study of dental development between 3 and 18 years of age. Cambridge: Harvard University Press, 1959.

Moss ML. The functional matrix. In. Kraus BS, Riedel RA. Vistas in orthodontics. Philadelphia: Lea & Febiger, 1982:85-98.

Moyers RE, Wainright R. Skeletal contributions to occlusal development. In: McNamara JA Jr. The biology of occlusal development, Monographie 7, Craniofacial growth series. Ann Arbor, MI: University of Michigan Press, 1977.

Moyers RE. Handbook of orthodontics for the student and general practitioner, 3. Auflage. Chicago:Year Book Medical, 1988:369-379.

Muller H. Classification des anomalies selon le comportement neuromusculaire. Orthod Fr 1962;33:415-430.

Nakata M, Wey SHY. Occlusal giudance in pediatric dentistry. Tokyo: Ishiyaku Euro-America, 1988.

Patti A. Utilizzazione della metodica di abjean nella diagnostica ortodontica. Vorgestellt auf der 10. Jahrestagung SIDO, Turin, 1989.

Patti A. Dysfonctions craniomandibulaires chez les enfants. Proposition d'une classification articulaire. Vorgestellt auf dem Kongress SFODF, Lyon, 2001.

Petit HP. Chateau ME. Orthognathie: principes, raisonnements, pratique. Paris: Masson, 1995.

Philippe J. Orthodontie: Des principes et une technique. Paris: Julien Prélat, 1972.

Philippe J. A propos du dévérrouillage. Orthod Bioprogr 1973;7:449-466.

Planas P. La réhabilitation neuro-occlusale. Paris: Masson, 1992.

Proffit WR, Fields HW, Ackerman JL. Contemporary orthopedics. 2. Auflage. St Louis, Mosby Year Book, 1993.

Ranaudo P, Seyer H. Riflessione sulla lingua. Analisi osteopatica e posturologica. Rom: Marrapese, 1997.

Rakosi T. Atlas und Anleitung zur praktischen Fernröntgenanalyse, 2. Auflage. München: Hanser, 1988.

Rakosi T, Jonas I. Atlas de médicine dentaire, orthopédie dentofaciale diagnostic. Paris: Flammarion Médicine Sciences, 1992.

Ricketts RM. Cephalometrics: analysis and synthesis. Angle Orthod 1961;31:141-156.

Ricketts RM. Forum on the tonsil and adenoid problem in orthodontics: respiratory obstruction syndrome. Amer J Orthod 1968;54:485-514.

Ricketts RM, Bench R, Gugino C, Hilgers J, Schulhof R. Bioprogressive therapy. Denver: Rocky Mountain Orthodontics, 1979.

Ricketts RM. Provocations and perceptions in craniofacial orthopedics. Denver: Rocky Mountain Orthodontics, 1989.

Ricketts RM, Bench R, Gugino C, Hilgers J, Schulhof R. Bioprogressive therapy. Denver: Rocky Mountain Orthodontics, 1989.

Salvadori A. Contribution à l'étude des activateurs dans les classes II squelettiques. Dissertation. Marseille, 1977.

Sergueff N. Le B.A.BA du crânien. Paris: Speck, 2002.

Solow B, Tallgren A. Posture de le tête et morphologie craniofaciale. Rev Ortho Dentofac 1977;11:405-428.

Talmant J, Rouvre M, Thibult JL, Turpin P. Contribution à l'etude des rapports de la ventilation avec la morphogénèse craniofaciale. Stelungnahme der SFODF. Orthod Fr 1982;53:7-181.

Tollaro A. La fase della dentatura dedicua. Quaderni di odontoiatria infantile. Paris: Masson, 1990.

van der Linden FPGM. Problems and procedures in dentofacial orthopedics. Chigago: Quintessence, 1990.

Vion P. Anatomie céphalométrique, 2. Auflage. Paris: SID, 1997.